小児のエンド

Endodontic treatment of the infant

病理組織像からみた診断と治療のヒント

広島大学名誉教授・元朝日大学学長
長坂信夫 著

クインテッセンス出版株式会社　2016

Tokyo, Berlin, Chicago, London, Paris, Barcelona, Istanbul, Milano, São Paulo, Moscow, Prague, Warsaw, Delhi, Bucharest, and Singapore

序文

　わが国の小児歯科学講座は1956年にはじめて東京医科歯科大学に発足し，今年で60年を迎えました．その間，小児歯科医療は齲蝕から予防の医療に変遷してきていますが，最近，地方によっては，小児の重症性齲蝕が観察され，また小児齲蝕患児の虐待にまで発展しています．しかし，昨今の歯科医学の研究は遺伝子医学および再生医学に傾注し，高度な基礎的な研究がなされています．反面，臨床歯科医学の研究は軽視され，新しい理論や技術が遅延しております．

　我々，歯科医療に携わる者にとって，臨床の発展なくしては歯科医師としての存在感が失われます．また大学教育においても，歯科医師国家試験を重視した教育がなされています．即ちマルチ式問題に主眼が置かれ箇条書き教育，試験がなされ，学生達には分断的な知識の導入になっております．これでは歯科医療の興味が薄れます．

　小児歯科の使命は成長，発達途上の小児の口腔をいかに正常な成人の口腔に育成するかであり，小児歯科はこのように大変興味深い意義ある臨床分野です．

　以前，歯科大学の学生および研修医の小児歯科の講義やセミナーに出た折，一番必要とされる小児歯科の歯内療法が理解されていないことに直面しました．もちろん言葉や意味はよく知っていても，その内容や主旨，意義，応用等の理論が伝わっていません．また，開業されている先生や若い先生からも，小児の歯内療法の理論と実際がよく理解できないという声を耳にします．そこで本書を編集するに至った次第です．

　著者は歯学部を出てからこの方55年間のライフワークとして乳歯歯髄の研究および調査に携わってきました．その時からの資料を掲載し，今回，集大成として小児のエンド（小児の歯内療法）の部をまとめてみました．

　内容は乳歯の歯髄炎，歯周組織炎の診査，診断，治療および幼若永久歯の歯内療法も含めております．資料は長年研究，調査したもので現在では貴重なものであり，今後は獲得できないものであると自負しています．また，読者の皆さんにわかり易くするため，写真や図表を多くし眼で見て理解し易く，またその経過を知ることができるようにしました．理論付けには臨床データおよび病理組織学的データの面から具体的に考察できるようにしてあります．

　本書は歯科学生，研修医をはじめ小児歯科スタッフおよび教育関係者にも大いに利用でき参考になるものと思っています．

　最後に，本書の出版にあたり城所繁先生（広島大学非常勤講師）をはじめ共同研究者の愛知学院大学（小児歯科），朝日大学（小児歯科）および広島大学（小児歯科）時代のスタッフの協力に感謝します．また，本書を企画して頂き，編集，構成まで多大なるご面倒をお掛けしたクインテッセンス出版の小野克弘氏にお礼申し上げます．

2016年9月

広島大学名誉教授・元朝日大学学長
長坂信夫

CONTENTS

I 乳歯の歯髄炎
1 乳歯の歯髄 ... 08
1. 歯髄の形成 ... 08
2. 歯髄の生理的変化 ... 08

2 乳歯の歯髄炎 ... 10
1. 歯髄炎の経過 ... 10
2. 歯髄炎の要因 ... 11
    - (1) 象牙芽細胞の傷害 ... 11
    - (2) 歯科治療時の刺激 ... 12
    - (3) 齲蝕症 ... 12
    - (4) 切削時の刺激 ... 14
    - (5) 温度刺激 ... 15
    - (6) 圧力による細菌の侵入 ... 15

II 診査・診断
1 歯髄炎の診査・診断 ... 18
1. 臨床診断と病理組織診断の一致率 ... 18
2. 電気抵抗値と電気診 ... 20

2 診断名としての分類 ... 22
1. 歯髄炎の分類に際して ... 22
2. 歯髄炎の6つの分類 ... 22

3 診断基準と治療法 ... 24
1. 各歯髄炎の診断基準 ... 24
    - (1) 急性単純性歯髄炎 ... 26
    - (2) 慢性単純性歯髄炎 ... 27
    - (3) 急性化膿性歯髄炎 ... 28
    - (4) 慢性潰瘍性歯髄炎 ... 29
    - (5) 慢性増殖性歯髄炎 ... 30
    - (6) 歯髄壊疽 ... 31

III 乳歯の歯髄処置
1 歯髄保存療法 ... 34
1. 歯髄鎮静法 ... 34
2. 覆髄法 ... 36

　　　　（1）間接覆髄法 36
　　　　（2）直接覆髄法 39
　2　歯髄除去療法 42
　　1　歯髄搔爬術 42
　　2　生活歯髄切断法（水酸化カルシウム法） 43
　　　　参考：ホルモクレゾール法（FC法） 51
　　3　注射抜髄法 52

IV　治療経過と予後

　1　生活歯髄切断処置の経過と予後 56
　　1　水酸化カルシウム製剤による経過 56
　　2　予後の調査結果より 58
　　　　参考：ホルモクレゾール（FC法）剤による経過 60
　2　内部吸収の問題 62
　　1　内部吸収とは 62
　　2　内部吸収の確認 62
　　3　内部吸収の原因 63
　3　庇蓋硬組織の形成 66
　　1　庇蓋硬組織とは 66

V　乳歯の根管治療

　1　乳歯根の特徴 70
　　1　乳歯の特殊性 70
　　2　乳歯根の形態 70
　　3　歯髄腔の形態 72
　2　乳歯の感染根管処置 74
　　1　乳歯の抜髄処置 74
　　2　乳歯の抜髄法と根管清掃法 75
　　3　乳歯の感染根管処置 75
　3　乳歯の根管充填 80
　　1　根管充填剤 80
　　　　（1）水酸化カルシウム系根管充填剤 80
　　　　（2）ガッタパーチャ系根管充填剤 80
　　　　（3）酸化亜鉛ユージノール系根管充填剤 80
　　　　（4）ヨードホルム系根管充填剤 80
　　2　根管充填法 81

		（1） レンツロ法	81
		（2） 加圧注入法	81
	4	感染根管治療の経過と予後	82
	1	予後に影響するもの	82

VI　幼若永久歯の歯内治療

	1	幼若永久歯の歯髄処置	86
	1	幼若永久歯とは	86
	2	覆髄法	86
		（1） 間接覆髄法	87
		（2） 暫間的間接覆髄法（IPC法）	87
		（3） 直接覆髄法	89
	3	歯髄搔爬術	90
	4	生活歯髄切断法	91
	2	幼若永久歯の根管治療	92
	1	早期治療の重要性	92
	2	根尖閉鎖術	92
	3	幼若永久歯の根管治療の治癒過程	94
	1	歯根尖の治癒過程	94
		（1） Apexogenesis	94
		（2） Apexification	95

参考文献 …… 96
索　　引 …… 98

Question

「小児が訴える歯痛とは？」 …… 10
「切削による歯髄炎は回復するのか？」 …… 15
「乳歯齲蝕の特異性とは？」 …… 24
「齲蝕の進行度による処置法の違いは？」 …… 35
「水酸化カルシウム製剤の特徴は？」 …… 43
「ラバーダム防湿が欠かせない理由は？」 …… 53
「根管充塡の時期は？」 …… 81
「根管充塡後の経過観察と定期検診の目安は？」 …… 83
「幼若永久歯の歯髄処置で留意すべき点は？」 …… 91

I

Pulpitis of the deciduous tooth

乳歯の歯髄炎

1　乳歯の歯髄

1　歯髄の形成

　乳歯の歯髄は胎生8週頃に歯乳頭の起源が認められ，これは内エナメル上皮の下にある結合組織の凝縮で，これが歯髄になるのである．はじめは薄白い細胞質と大きな核を有する大型な円形ないしは多面体の形態をなし，歯髄が成長するに従い細胞は紡錘状になる．内エナメル上皮の細胞はエナメル芽細胞に分化しエナメル質を形成する基になる．エナメル芽細胞の下にある歯乳頭の細胞は，象牙質をつくる象牙芽細胞に分化する．象牙質は律動的に形成され，歯乳頭は歯髄になる．そして象牙質の形成が歯髄を閉鎖していく．歯髄は中胚葉から形成され，細胞，基質および線維を含む結合組織系統である．細胞は基質を生産し，基質は線維複合体の先駆物質として働き，線維複合体はコラーゲンと高タンパク質から構成されている[1),2),3)]．

2　歯髄の生理的変化

　ヒト健全乳歯における歯髄の病理標本を作製することは現在では不可能なことである．しかし著者の時代は小児歯科もまだ見ず，乳歯齲蝕患児の洪水ともいわれ，疾患歯を抜くしかない状態であった．その頃に得た乳歯の交換期のものから採取した20例を観察した[4)]．表I-1に示す通り年齢の多少に関わらず第二象牙質（第三象牙質）は形成されており，象牙前質の変化はあまり認めない．根管壁の吸収は年齢に応じ著しく現れ，象牙芽細胞層は年齢の増加に伴い混乱，萎縮を認め，空胞形成は年齢に関わらず認められる．固有歯髄は増齢的に充血の減少を認める．出血像はなく萎縮は増齢とともに著しく現れ，細胞浸潤は認めないが一部に細胞の増加が認められる．乳歯の歯髄は永久歯の歯髄に比べ，年齢に関わらず一般的に著しく変性しやすい．この変性は生理的な咬耗や摩耗か，また生理的歯根吸収による影響かを判断することは難しい．大野[5)]は生理的歯根吸収に伴う乳歯歯髄の変化を病理組織学的所見からみて，通常乳歯の歯髄は吸収に関与しないが，歯根の約半分程度が吸収した頃から次第に正常構造を失い，象牙質の内部から吸収していくと述べている（図I-1）．従来第二象牙質（修復象牙質）といわれていたが，最近は第三象牙質といわれている．実際病理組織学的にみて，どの部分が生理的象牙質（第二象牙質）か修復象牙質（第三象牙質）かの区別ができないと考える．そのため本章では従来の第二象牙質と記載する．

乳歯の歯髄

表 I-1　年齢別健全乳歯の歯髄（病理組織学的所見）

症例	年齢（歳）	部位	第二象牙質の形成	象牙前質の変化	根管壁の吸収	象牙芽細胞層			固有歯髄層					
						混乱	空胞形成	萎縮	充血	出血	萎縮	石灰沈着	細胞浸潤	壊死（壊疽）
1	3	A	+	±	−	−	+	−	+	−	−	−	−	−
2	3	D	+	±	−	±	−	±	+	−	−	−	−	−
3	4	B	+	−	−	−	+	−	+	−	−	−	−	−
4	5	B	+	−	−	−	+	+	+	−	−	−	−	−
5	5	A	+	+	+	+	−	+	−	−	−	+	−	−
6	6	C	−	−	+	+	+	+	+	−	−	±	−	−
7	6	B	+	+	+	−	+	−	−	−	−	+	±	−
8	6	B	+	−	+	−	−	−	−	−	−	−	±	−
9	7	D	−	−	+	−	+	−	+	−	−	−	−	−
10	7	C	+	−	±	+	−	−	+	±	−	−	−	−
11	7	C	+	−	−	±	−	−	+	−	−	±	−	−
12	8	C	−	+	+	#	+	−	+	+	±	+	−	−
13	9	C	+	−	−	+	−	−	+	−	−	±	−	−
14	10	D	#	−	#	+	−	+	+	−	−	−	−	−
15	10	E	+	−	−	−	−	+	+	−	−	−	−	−
16	11	E	+	−	−	±	±	+	+	−	−	±	−	−
17	11	E	+	−	−	±	±	+	+	−	−	±	−	−
18	12	E	+	−	#	+	+	−	+	−	#	−	−	−
19	12	E	+	−	+	−	−	+	+	−	+	+	±	−
20	12	E	+	−	+	−	+	+	+	−	+	+	−	−

（長坂[4]）

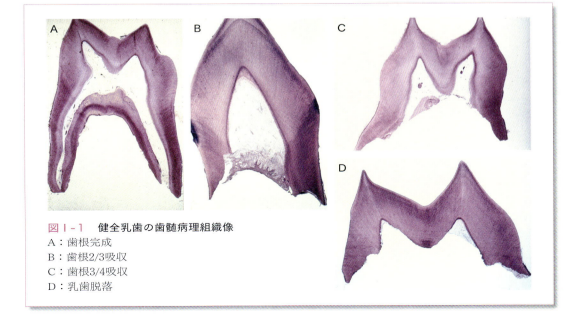

図 I-1　健全乳歯の歯髄病理組織像
A：歯根完成
B：歯根2/3吸収
C：歯根3/4吸収
D：乳歯脱落

2　乳歯の歯髄炎

1　歯髄炎の経過

　歯髄組織の炎症は他の結合組織の炎症と同様である．これは組織における循環障害（充血・血行静止），滲出液，遊離細胞の増殖および滲出を伴う局所的防御反応である．また，細胞は混濁腫脹，脂肪変性，萎縮変性および壊死を起こす．炎症の原因には，外来の物理的，化学的，細菌的刺激のほかに内在性の毒素物質がある．経過は急性，亜急性，慢性，亜慢性に分けられる．形態的には変質性炎，滲出性炎（漿液性，線維性，化膿性，出血性，腐敗性，カタル性）に分けられる．また，歯髄内の炎症の広がりによって一部性歯髄炎，全部性歯髄炎に区別している．一方，歯髄が露出せず感染象牙質で覆われていて感染した歯髄炎を閉鎖性歯髄炎，歯髄が露出していて感染している歯髄炎を開放性歯髄炎と呼んでいる．他に外傷によるもの，また根尖部や歯周組織から感染する上行性歯髄炎の場合もある．

　歯髄炎の範囲は感染した歯髄から波及し，最初は小範囲でも時間の経過と感染源の放置により拡大の一途をたどる．症状は無痛状態から軽度な疼痛，激しい疼痛，また歯肉部の違和感，疼痛，腫脹および歯の機能的障害へと症状は激化するのが通常である．しかし，急性炎症から慢性炎症に，慢性炎症から急性炎症に移行する場合もある．最終的には壊疽に陥り歯周組織炎や根尖病巣の形成に移行してしまう[2),3),4),6)]．

小児が訴える歯痛とは？

　歯髄炎・歯周組織炎による疼痛：浸透痛，温度痛，咬合痛，食物痛，接触痛などで，疼痛の種類は一過痛，間歇痛，持続痛，軽度痛，激痛などを訴える場合がある．

　歯肉炎による疼痛：歯周および隣接面歯肉の炎症，歯の萌出時の炎症，外傷による歯肉の損傷・炎症，残根周囲の炎症など．

　舌・頰粘膜による疼痛：外傷および交通事故による損傷・炎症，全身疾患からの歯肉炎，口内炎など．

　その他：齲窩歯内の埋入食物残渣，修復物の過剰負担による違和感および疼痛，顎関節痛，耳鼻疾患，リンパ腺腫脹時の疼痛，また患児の疼痛錯誤など．

2 歯髄炎の要因

歯髄に刺激を与えることにより炎症を惹き起こす．その刺激は生物学的による細菌感染および非生物学的による機械的，温度的，化学的，放射線的刺激物質などが影響することが多い．このように歯髄炎は種々な要因で惹起するが，とくに多いのは齲蝕による細菌感染である．経過によって急性と慢性に分けられる．さらに歯髄内の炎症の拡大差によって，一部性（部分性）と全部性に，また歯髄が露髄しているか否かで，閉鎖性と開放性に別けられている．他に歯根尖部から感染する上行性の歯髄炎もある．

（1）象牙芽細胞の傷害

齲蝕症，咬耗症，摩耗症，侵蝕症および他の疾患または象牙質に達する窩洞形成などの刺激が象牙芽細胞の原形質突起に刺激され，最初に象牙芽細胞が炎症に陥る．すなわち，歯髄の炎症は他の組織の炎症と同様に歯に強い刺激を与えると発生する．

一般的に結合組織刺激物質は急性滲出性反応（急性炎症）を惹き起こす．刺激が軽度の場合は反応が分散し，刺激が長時間持続すると反応は増大する（慢性炎症）．結果は回復するか壊死に陥る．また関与する組織によって炎症は局部性か全部性になる．歯髄の炎症は止まることなく，一定の順序に従って進行する．急性および慢性炎症は種々な状況によって混在することもある．また急性から慢性になり，逆に慢性から急性になることもある（図Ⅰ-2）．

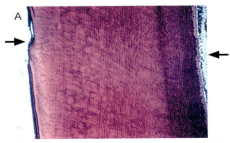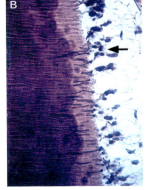

図Ⅰ-2 乳歯歯質の傷害が歯髄に与える影響（黒須らより）
A：歯質の傷害と歯髄への影響（矢印）
B：象牙芽細胞の減少（矢印）（Aの右矢印部の拡大）

(2) 歯科治療時の刺激

窩洞形成や支台歯形成時の過度の刺激，象牙質の消毒時の過剰な化学物質の刺激，急激な温度（熱温・冷温）の刺激，歯の外傷時の刺激および過剰なエックス線照射などを長時間与えると歯髄に影響し，歯髄炎の要因になることが多い．

(3) 齲蝕症

齲蝕の細菌感染は，酸発生，タンパク質分解，タンパク分解キーレーションに関与し，齲蝕が歯髄に傷害を及ぼすのは，一般的に微生物が関係している．微生物はエナメル質や象牙質に観察され，歯の脱灰やタンパク質分解の両方に関与している．しかし，エナメル質に齲蝕が発生し象牙質にわずかに達すると，歯髄にまで微生物が侵入する確率は高い．すなわち，一般的に齲蝕は表在性のエナメル質齲蝕から始まり，細菌がエナメル葉に沿って速やかに象牙質に達し，そこから細菌は象牙細管を通じて歯髄に到達し歯髄炎を発症するものである．

歯髄は齲蝕病巣に対して防御反応を示す．象牙芽細胞が健全であれば，幼若象牙質の象牙細管は徐々に石灰化する．すなわち，初期の防御反応である．刺激が増大すればするほど象牙芽細胞は変性し壊死に陥る．しかし，刺激が弱く十分な健全象牙質が残存している場合は，象牙芽細胞は保持され，一様ではないが象牙質の基質を形成し，修復象牙質で知られている第二象牙質を形成する．とくに乳歯は著明である（図Ⅰ-3，4）．

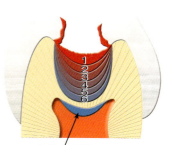

図Ⅰ-3　齲蝕の進行状況（齲蝕円錐：Furrerの旧分類）
1：多菌層
2：寡菌層
3：先駆菌層
4：混濁層
5：透明層
6：生活反応層

修復象牙質

乳歯の歯髄炎

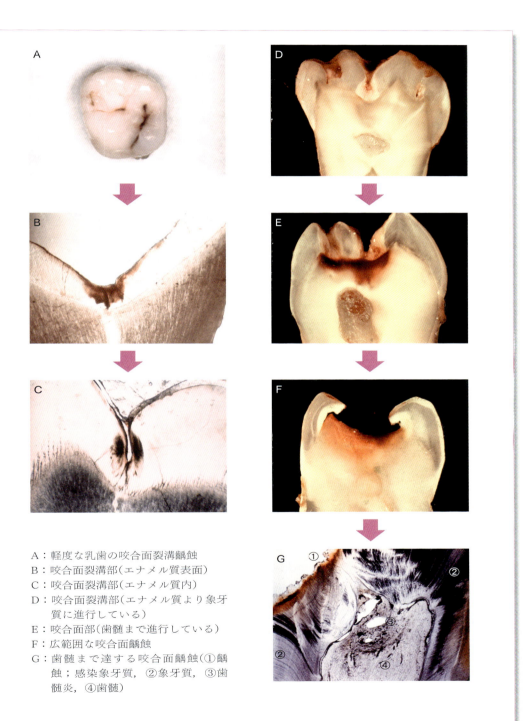

A：軽度な乳歯の咬合面裂溝齲蝕
B：咬合面裂溝部（エナメル質表面）
C：咬合面裂溝部（エナメル質内）
D：咬合面裂溝部（エナメル質より象牙質に進行している）
E：咬合面部（歯髄まで進行している）
F：広範囲な咬合面齲蝕
G：歯髄まで達する咬合面齲蝕（①齲蝕；感染象牙質，②象牙質，③歯髄炎，④歯髄）

図I-4　齲蝕の進行状況と歯髄への波及

（4）切削時の刺激

歯の切削時の刺激は，窩洞の深さによって機械的な刺激および温度的な刺激に影響される．たとえば齲蝕歯の処置に窩洞形成をする場合，象牙細管は直角に切断され，象牙芽細胞突起の切断部位に滲出液の流出を認め，傷害を受けた原形質に変化が起こる．すなわち，象牙芽細胞核は毛細管現象により移動し，歯髄組織に障害や炎症を惹き起こす．

窩洞形成の深さは深くなるほど歯髄へのダメージは増大する．歯髄炎を惹き起こす窩洞の深さは窩底と歯髄の距離によって比例する．窩底と歯髄との距離が0.5mm以下の窩洞形成は，歯髄に及ぼす影響は強いため覆髄処置が必要である．また，象牙質の厚さが1/2以上残存している場合は，正常な第二象牙質（修復象牙質）を形成し，それ以上薄くなると第二象牙質の構造も不規則，無構造の第二象牙質の形成がみられ石灰化も乏しくなる．また，窩洞形成が浅いほど第二象牙質の形成は速く，深くなるほど遅くなる傾向にある．一方，深い窩洞の場合は一度第二象牙質が形成されると，浅い場合より急速に形成されるが，象牙質の基質は希薄な傾向にあると考えられている．

黒須ら[6),7)]の研究結果では，表I-2に示すように健全乳歯の窩洞形成時の窩底と歯髄間の距離（介在象牙質）を，浅い窩洞1mm以上，中程度の窩洞0.5mm，深い窩洞0.5mm以下に分けて歯髄反応を病理組織標本で観察した．窩洞は深浅に関わらず，象牙質前質の変化はあまり変わらず，窩洞の直下の象牙芽細胞には配列の不正，混乱，萎縮および空胞形成が認められ，窩洞の深いものほど著しい．固有歯髄には充血，萎縮，出血および石灰沈着が認められ，深さにはあまり関与していない．しかし，窩洞が深くなるに従い象牙芽細胞の変性および歯髄組織に円形細胞の浸潤が多く確認されている．すなわち，窩洞形成の深いものほど歯髄炎を誘発する因子になる．

表I-2 窩洞の深浅と歯髄の病理組織学的所見

窩洞の深さ	実験例数	象牙前質の変化	象牙芽細胞層			固有歯髄				
			混乱	空胞変性	萎縮	充血	出血	萎縮	石灰沈着	円形細胞浸潤
深	19	15	19	18	18	12	6	8	2	10
中	13	10	12	10	13	8	4	12	2	3
浅	19	9	18	15	16	15	5	14	4	3

（黒須ほか[6)]）

(5) 温度刺激

ラットの実験で，45度の流水を歯に注いだだけで，歯髄に血管の充血および象牙芽細胞の混乱を生じ，流水の温度が上がるほど炎症性反応が著しくなる．45度以上になると歯髄組織に傷害を及ぼし，歯髄内に炎症性細胞浸潤と赤血球の滲出を伴い浮腫になるといわれている．したがって，切削時の温熱に注意が必要である[2]．

(6) 圧力による細菌の侵入

窩洞形成時，窩底に圧力を与えることにより，細菌が象牙細管に侵入する．加圧を加えない場合でも18％，加圧を加えた場合は62％も侵入するといわれている．すなわち，深い窩洞ほど歯髄内に細菌が押し込まれる可能性が高い[2]．

Question: 切削による歯髄炎は回復するのか？

切削行為により一部性の急性歯髄炎を起こすことがある．傷害の大きさによっては全部性の場合もある．急性歯髄炎は歯髄炎の移行からのもの，慢性歯髄炎からのもの，新たな急性の歯髄炎からの場合がある．程度の差はあるが，初期のものは回復傾向にある慢性歯髄炎に移行することも多い．ときには根尖性歯周炎にまで移行するものや，過度のものは急性歯根膜炎を惹き起こすことがある．

切削時に惹き起こした急性一部性歯髄炎は切削部の象牙細管下の歯髄に認められるが，刺激が緩和されるに従い歯髄炎は軽減され治癒する傾向にある．慢性歯髄炎は急激な強い刺激によって急性化膿性歯髄炎に移行し，急激な疼痛を伴う場合もある．また急性症状の緩和により炎症は慢性化することもある．すなわち炎症は慢性から急性に，また急性から慢性に多々変化する．

II

Examination and diagnosis

診査・診断

1 歯髄炎の診査・診断

1 臨床診断と病理組織診断の一致率

　乳歯の歯髄炎の診断には，患者が小児であるため臨床症状を明確に把握することは困難である．それは症状の表現能力の不足，疼痛の錯誤，自覚症状や他覚症状の曖昧さなどが不明瞭にしているので，診査・診断に的確性を欠くことが多い．永久歯では歯髄に関する研究は1800年代より多くの研究者により行われたが，Arkövy(1885)[8]が歯髄炎の診断の基礎を築いた．1900年代に入り，顕微鏡の発展とともに病理組織学的診断が重視されるようになった[9]．しかし臨床診断と病理組織学的診断の一致率は低く，とくに急性歯髄炎では30％の確率といわれていた．乳歯における研究報告は少なく，Fish(1951)[10]，わが国では福島(1957)[11]，倉橋(1957)[12]，石橋(1957)[13]らは50％以下の一致率と述べている．いまだ経験に従って行われており的確な診断方法はない．永久歯においても同様である．そのため，臨床診断と病理組織診断の一致率を高めるのに客観的鑑別診断法が研究され，砂田[14]は齲蝕の進行診断を電気抵抗値で鑑別する方法を検索した．それを歯髄炎に応用したのが富田[15]の研究で，臨床診断と病理組織診断との一致率が，従来よりも良い成績を得たと述べている．これらは永久歯での研究である．著者は乳歯で試みたが乳歯には生理的歯根吸収や第二象牙質の著しい形成などがあり，永久歯のデータを応用するには難しいことがわかった[4]．

　著者は1968年に乳歯歯髄炎の診断に関する研究[4]をしたが，系統的に行ったものはいまだに見当たらない．また，小児歯科の教科書では(後述する)著者の乳歯歯髄炎の診断基準が多く利用されている．

（1）一致率の検討

　乳歯は生理的歯根吸収を伴い永久歯と交換するため，自ずと永久歯の歯髄炎の診査・診断とは異なる．1960年当時は乳歯の治療は無視されており，患者の洪水といわれていた頃であったので乳歯歯髄炎の資料が採取できた．乳歯歯髄炎の診査・診断に来た外来患児のうち臨床診査カードの診査項目(主訴，現病歴，現症：①視診，②打診，③触診，④温度診，⑤エックス線診，⑥電気診，⑦電気抵抗値)に従い各30名を診査し臨床診断名を付けた．その疾患歯を抜去し病理組織標本を作製し，病理学の専門家とともに病理組織診断をして病理組織診断名を付けた．そして臨床診断と病理組織診断の一致率を検討した．その結果は表Ⅱ-1に示す通りである．一致率は統計的に信頼度95％で信頼できる項目を選び，乳歯歯髄炎の臨

歯髄炎の診査・診断

表II-1 臨床診断と病理組織学的診断の一致率（一致率は百分率の比較による）

診断名	症例数	一致数	不一致数	一致率(信頼度95%)
急性単純性歯髄炎	30	22	8	57.1〜88.9%
慢性単純性歯髄炎	30	26	4	75.0〜98.7
急性化膿性歯髄炎	30	19	11	46.7〜80.3
慢性潰瘍性歯髄炎	30	14	16	31.1〜62.9
慢性増殖性歯髄炎	30	24	6	65.7〜94.3
歯髄壊疽	30	28	2	77.9〜99.2
計	180	133	47	67.6〜80.4%

(長坂[4])

床診断基準を作成した．この研究では客観性の電気抵抗値診，電気診や打診，温度診，エックス線写真を可及的に精査することで，一致率を高め信頼できるものになった．

(2) 不一致のもの

不一致した歯髄炎の内訳は表II-2に示す通りである．不一致の点において検証してみると，たとえば仮性露髄と判定しても病理組織診断では急性単純性歯髄炎，急性化膿性歯髄炎，慢性潰瘍性歯髄炎，歯髄壊疽にまで及んでいる場合があり，一概に仮性露髄を慢性潰瘍性歯髄炎と判断するわけにはいかない．とくに慢性潰瘍性歯髄炎の臨床症状は緩慢であり，齲窩も大きく開放性で汚物の停滞も多い．また，乳歯歯髄炎は病変の波及も速く，重症型へと進行する一方，生活力に富み病変を防御する能力も強い．このように慢性症状はどこを境に潰瘍面を形成しどの部分まで病変が進行しているのかを客観的に診断する方法はいまだないと考える．とくに乳歯歯髄炎の場合，慢性潰瘍性歯髄炎は臨床診断と病理組織診断との不一致率が高いので，診断の際に注意する必要がある．

表II-2 臨床診断と病理組織学的診断との関係（不一致のもの）

臨床診断＼病理組織診断	急性単純性歯髄炎	慢性単純性歯髄炎	急性化膿性歯髄炎	慢性潰瘍性歯髄炎	慢性増殖性歯髄炎	歯髄壊疽	全歯髄(健)	歯根膜息肉	計
急性単純性歯髄炎		4	3				1		8
慢性単純性歯髄炎							4		4
急性化膿性歯髄炎	1			1		9			11
慢性潰瘍性歯髄炎		2	3		2	9			16
慢性増殖性歯髄炎								6	6
歯髄壊疽			2						2
計	1	6	8	1	2	18	5	6	47

(長坂[4])

2 電気抵抗値と電気診

　歯髄の診断に，齲蝕層と歯髄層との間に健全象牙質の一層が存在するか否かは，歯髄診断をするうえで重要なことである．肉眼で判断できないため臨床的には難しい．エックス線写真像で判断しているが難しい．また，不顕性露髄や軟化象牙質が歯髄まで達している仮性露髄などを直視することは困難である．そこで市販されている電気抵抗測定器を利用し，基礎実験で電気抵抗値によって乳歯の齲蝕と歯髄の間の厚径を知ることができるか試みた[4),16),17)]．

　乳歯には生理的歯根吸収があり，根が短縮したり根尖孔が広くなったり，また第二象牙質の存在もあり，永久歯のように一定の測定値を得ることは難しい．実験的に試行錯誤して，結果は窩底に健全象牙質が介在している場合は18.0kΩ（±2.0）以上，仮性露髄の場合は16.0kΩ（±2.0），露髄の場合は12.0kΩ（±1.5）以下である．すなわち，表II-3に示すように，

> ①18kΩ以上は一層以上の健全象牙質があり覆髄処置は必要ない場合が多い．
> ②16kΩでは歯髄まで齲蝕が達している仮性露髄の場合が多いため，覆髄処置または歯髄処置を必要とする．
> ③12kΩ以下では不顕性露髄また露髄状態であるので歯髄処置は欠かせない．

　この値は乳歯歯髄診断および乳歯歯髄処置の手段となる．その前に，まず乳歯の生死を診断しておく必要がある．これには，客観的に診査できる電気診測定器（市販）によって歯髄が生活状態にあるか否かを確認しておく必要がある．これによって処置の方針が大きく変わる（図II-1，2）．

表II-3　窩洞と歯髄との状態と電気抵抗値

窩洞と歯髄との状態	電気抵抗値	目安値
健康象牙質一層介在状態	18.0kΩ（±2.0）以上	18.0kΩ以上
仮性露髄状態	16.0kΩ（±2.0）	16.0kΩ
露髄状態	12.0kΩ（±1.5）以下	12.0kΩ以下

（長坂[4)]）

歯髄炎の診査・診断

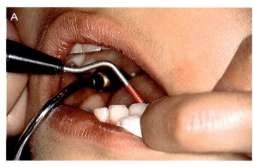
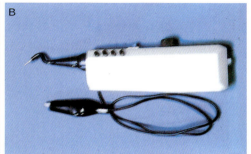
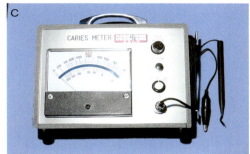

図Ⅱ-1　電気抵抗測定器
A：疾患歯の測定状態
B：ランプ指示式測定器
C：カリエスメーター

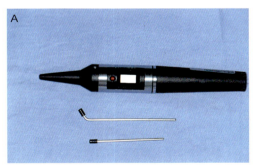
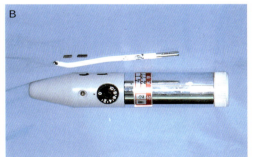
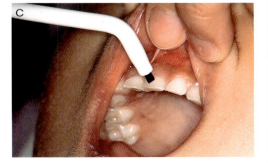

図Ⅱ-2　歯髄診断器
A：デジタル式装置
B：ダイヤル式装置
C：歯髄診断測定

2 診断名としての分類

1 歯髄炎の分類に際して

　乳歯の歯髄炎の診断に関わる研究は，臨床診断と病理組織診断の比較はしているものの，診断名は病理組織診断を主体にしている．臨床診断は経験によって診断されており，明解ではない．とくに客観的診断法はあまり配慮がなされていない．歯髄炎の分類は各分野によって異なっているが，著者は乳歯の歯髄炎の分類を形態学的見地ならびに治療的立場から考慮して，臨床症状を自覚症状と他覚症状の違いにより，急性の歯髄炎と慢性の歯髄炎に区別した．また，急性の歯髄炎の症状，経過の状態によって，単純性と化膿性に分けた．さらに，歯髄炎の最終過程として，歯髄壊疽を分類の中に取り入れた．従来，一部性歯髄炎および全部性歯髄炎，また冠部性歯髄炎や根部性歯髄炎と病名が付けられていたが，これは病理組織診査の中でわかることで，実際，臨床診断では区別できない．とくに小児であるため，問診をはじめ診査の段階で不利な条件が多く，また，歯髄炎の迅速性および進行過程の中で歯髄炎の移行型や混合型のものもあるので，治療的な立場を考慮に入れた診断名を考える必要がある．

2 歯髄炎の6つの分類

　著者は乳歯の歯髄炎の分類を病理組織像から形態学的見地また治療学的立場から考えて，以下に示す6分類に区別した[4]．その中で壊疽性歯髄炎を除いてあるのは，壊疽性歯髄炎が乳歯特有の歯根吸収および根管孔の拡大により炎症の程度が不明確で，また歯根膜の侵入もあり根尖部にのみに歯髄炎になっている壊疽性歯髄炎のケースは少ないからである．実際，乳歯の歯髄炎の病理組織像からみて壊疽性歯髄炎が観察されるの

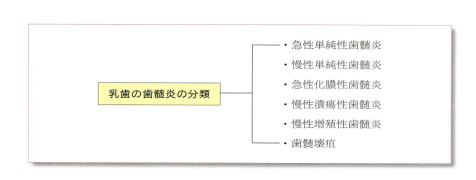

乳歯の歯髄炎の分類
- 急性単純性歯髄炎
- 慢性単純性歯髄炎
- 急性化膿性歯髄炎
- 慢性潰瘍性歯髄炎
- 慢性増殖性歯髄炎
- 歯髄壊疽

診断名としての分類

は少なく，むしろ歯髄壊疽になっているケースが多い．そのため，乳歯の歯髄炎の終末転帰として歯髄壊疽を分類に取り入れた．小児歯科臨床からみて壊疽性歯髄炎は乳歯根の吸収範囲からも壊疽性歯髄炎の臨床的判断は難しく，また乳歯の歯髄処置として壊疽性歯髄炎の処置はあまりされていない．病理組織学的見地からも壊疽性歯髄炎の像は少なく，歯髄壊疽に移行している場合が多く認められ，治療学的立場から歯髄壊疽の治療を行うことが多いためである．

小児歯科ではこの分類が基本的に使われている．この分類は小児患児から得られた各診査の結果から，臨床診断と病理組織診断を複合的に理論づけコンパクトにまとめたものである．参考のため従来なされていた永久歯の歯髄炎の分類[18]を表Ⅱ-4に示す．

表Ⅱ-4 従来なされていた永久歯歯髄炎の分類

		急性炎	慢性炎		報告者
病理組織的立場から行われた分類	歯髄鬱血	急性一部性漿液性歯髄炎　急性一部性化膿性歯髄炎 急性全部性漿液性歯髄炎　急性全部性化膿性歯髄炎	慢性閉鎖性歯髄炎 慢性開放性歯髄炎（潰瘍性歯髄炎／肉芽性歯髄炎　歯髄息肉）		①
	歯髄充血	急性漿液性歯髄炎｛一部性／全部性｝　急性化膿性歯髄炎｛一部性／全部性｝	慢性閉鎖性歯髄炎 慢性開放性歯髄炎（潰瘍性歯髄炎（歯髄潰瘍）／増殖性歯髄炎（歯髄茸腫））	上昇性歯髄炎	②
		急性単純性歯髄炎｛限局性／びまん性｝　急性化膿性歯髄炎｛膿瘍型／蜂窩織炎型｝　急性壊死性歯髄炎	慢性壊疽性歯髄炎（歯髄潰瘍）　慢性肉芽性歯髄炎（歯髄息肉）		③
	歯髄充血	急性一部性歯髄炎｛漿液性／化膿性｝　急性全部性歯髄炎｛漿液性／化膿性｝	慢性潰瘍性歯髄炎　慢性肉芽性歯髄炎	慢性変性性歯髄炎	④
		急性化膿性歯髄炎　急性単純性歯髄炎｛膿瘍型／蜂窩織炎型｝　壊疽性炎型　再燃型	慢性単純性歯髄炎　慢性化膿性歯髄炎　歯髄息肉｛潰瘍型／欠損部補塡型｝		⑤
臨床診断的立場から行われた分類		急性一部性歯髄炎　急性全部性歯髄炎　急性化膿性歯髄炎	慢性潰瘍性歯髄炎　慢性増殖性歯髄炎		⑥
		急性一部性歯髄炎　急性全部性歯髄炎　急性化膿性歯髄炎　急性潰瘍性歯髄炎	慢性一部性歯髄炎　慢性全部性歯髄炎　肥大性歯髄炎		⑦
		急性一部性歯髄炎　急性全部性歯髄炎　一部性または全部性化膿性歯髄炎	慢性閉鎖性歯髄炎　慢性開放性歯髄炎　慢性肉芽性歯髄炎（歯髄息肉）	閉鎖性壊疽性歯髄炎｛一部性／全部性｝　開放性壊疽性歯髄炎｛一部性／全部性｝	⑧
		急性一部性歯髄炎　急性全部性歯髄炎　急性化膿性歯髄炎	慢性単純性歯髄炎　慢性増殖性歯髄炎	慢性壊疽性歯髄炎	⑨
		急性一部性歯髄炎　急性全部性歯髄炎　急性化膿性歯髄炎	慢性非化膿性歯髄炎　慢性増殖性歯髄炎　慢性化膿性（腐敗性）歯髄炎		⑩
		閉鎖性歯髄炎｛充血／単純性歯髄炎／化膿性歯髄炎｝	開放性歯髄炎｛潰瘍性歯髄炎／肉芽性歯髄炎｝		⑪
		初期歯髄炎　急性化膿性歯髄炎	慢性化膿性歯髄炎｛歯髄潰瘍／歯髄息肉｝		⑫
		急性単純性（漿液性）歯髄炎　急性化膿性歯髄炎	慢性潰瘍性歯髄炎　慢性増殖性歯髄炎		⑬

① Rebel(1928), ② Eulea-Meyer(1927), ③ Siegmnund-Weber(1926), ④ Präger(1925), ⑤ 小野(1917), ⑥ 花沢(1924), ⑦ Miller(1908), ⑧ Münch(1931), ⑨ Coffung(1927), ⑩ Kronfeld(1922), ⑪ Kantrowicz(1913, 1924), ⑫ 小野(1949), ⑬ 杉山(1949)

（松宮誠一ほか：口腔病理学図説．東京歯科大学，1955より）

3 診断基準と治療法

1 各歯髄炎の診断基準

　乳歯の歯髄炎の診断方法に，著者は臨床診断と病理組織学的診断の一致性から検討を行い，歯髄炎の臨床診査に対する基準を表Ⅱ-5のようにまとめ，臨床診断基準を作成した[4),19)]．これらは著者の研究の統計的範囲からの診断基準であるので，決断できない場合は重症型のほうを選ぶようにするとよい．正確に行えば80％の確率があると自負している．しかし，一般臨床では短時間で経験に従い診断をしてしまうことが多い．そのために生活歯髄切断処置より，歯髄抜髄処置を選択してしまう傾向にあると思っている．もっと歯科治療の中に簡便にできる診査方法が多く考案され，歯科臨床の向上につなげてほしいと希望している．

　乳歯は硬組織疾患によって歯髄に影響し，歯髄炎を発症する場合が多い．乳歯の保存の立場から歯髄を可及的に除去することなく，覆髄法，生活歯髄切断法の範囲で治療を行うことが望ましい．ここでは，乳歯の歯髄炎の臨床診断と病理組織学的診断との適合性からみて，各歯髄炎の処置法も併せて考察した（図Ⅱ-3）．

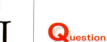

乳歯齲蝕の特異性とは？

　乳歯齲蝕は永久歯とはかなり異なり，多くの特異性を有する．
　①多数歯に多数面に同時に罹患する．
　②病変の進行が迅速である．
　③罹患性が非常に高い．
　④年齢的および発育環境に病変が左右される．
　そのうえ，歯質，形態，反応性および齲蝕の初発部位，罹患形態，進行状態にも特異性を有している．その中で，乳歯の齲蝕進行状態は急性に進行することがあるが，また慢性に経過をたどるものもある．一般に齲蝕の進行状態は齲蝕病巣の表面的広がりよりも深さによって分類されている．

表II-5 乳歯歯髄炎の臨床診断基準

診断名	主訴	歯の実質欠損	齲蝕の深さ	軟化牙質の湿潤性	周囲歯肉状態	打診 垂直	打診 水平	温度診 冷温	温度診 熱温	エックス線診 齲窩の存在	エックス線診 髄腔開放	エックス線診 根透過周囲像	電気診	電測電気抵抗判定
急性単純性歯髄炎	疼痛	+	D	湿	正	-	-	-	-(+)	+	閉	-	+	閉(仮)
慢性単純性歯髄炎	なし	+	D	乾・湿	正	-	-	-	-	+	閉	-	+	閉
急性化膿性歯髄炎	疼痛(腫脹)	+	D(P)	湿	炎(正)	+(-)	+(-)	-(+)	-	+	閉(開)	(+)	+	開(閉仮)
慢性潰瘍性歯髄炎	咀嚼痛	⧣	P	湿	正	+(-)	+(-)	+・-	-(+)	+	開	-	+	開(仮)
慢性増殖性歯髄炎	咀嚼障害	⧣	P	湿	正	-	-	-	-	+	開	+(-)	+	開
歯髄壊疽	疼痛	+	P	湿	正・炎	+・-	+(-)	-	-	+	開	+(-)	-	開(仮)

(長坂[4])

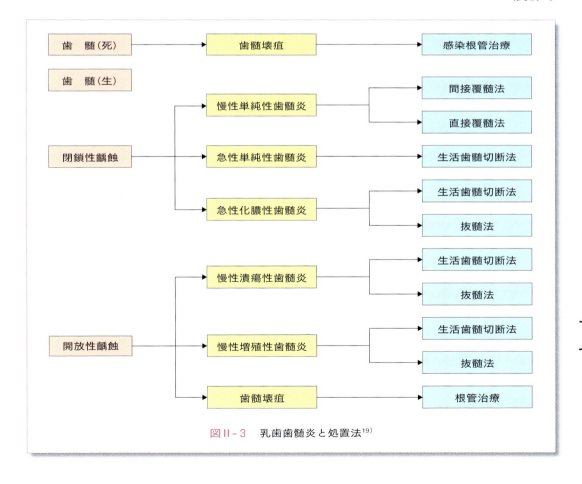

図II-3 乳歯歯髄炎と処置法[19]

（1）急性単純性歯髄炎

【臨床所見】

　主訴は疼痛（自発痛を伴う持続性，間歇性）を訴えるものが多く，齲蝕による実質欠損は象牙質および歯髄にまで達する（仮性露髄）ものも認め，軟化象牙質は湿性状態，打診反応および温度診には著しい反応は示さない．歯周組織は正常範囲であり，エックス線診では歯根状態に異常は認めない．電気診では vital を示し，電気抵抗値による判定は閉鎖性であるか仮性露髄の場合もある．

【病理組織学的所見】

　急性単純性歯髄炎において，象牙芽細胞層の退行性病変を認め，固有歯髄には血管の拡張，漿液の滲出，円形細胞は浸潤および歯髄細胞の増生がある．その円形細胞には主に単球，組織球，形質細胞が多く認められる（図II-4）．

【処置所見】

　臨床診断による急性単純性歯髄炎の病理組織像は，炎症の範囲が一部性のものが多く，全部性と思われるものは化膿性歯髄炎に移行している．このため，本症例は生活歯髄切断処置が最適であると考える．しかし，後で述べるが第二次的診断によっては抜髄処置が必要になる場合がある．また，自覚症状が急激なもの，長時間の持続性の疼痛を伴うものは根部まで炎症が波及しており，抜髄処置の適応症となる．

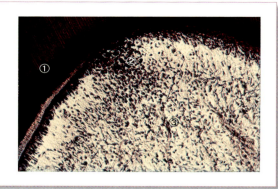

図II-4　急性単純性歯髄炎の病理組織像
①象牙質
②歯髄炎
③歯髄

（2）慢性単純性歯髄炎

【臨床所見】

主訴に著しい症状はなく，齲蝕による実質欠損は認められ，深さは象牙質内に留まる程度で，軟化象牙質は乾性および湿性状態を呈し，打診および温度診による反応は認めない．歯周組織は正常状態である．エックス線診にも異常はみられない．電気診は vital で，電気抵抗値による判定は閉鎖性で，時には仮性露髄状態のものを認める．

【病理組織学的所見】

慢性単純性歯髄炎において，病変は齲蝕の窩底部に形成された第二象牙質の付近に現れ，血液循環の程度も少なく範囲も狭い．細胞浸潤は主にリンパ球および形質細胞からなり，急性炎症にある組織球は極めて少ない（図Ⅱ-5）．

【処置所見】

臨床診断による慢性単純性歯髄炎の病理組織像は，細胞浸潤が軽度で冠部歯髄の一部に限局しており，軟化象牙質除去後窩底に覆髄処置をすることにより，歯髄の細胞浸潤が消失する．切削時に露髄しない限り間接覆髄処置でよい．また露髄しても直接覆髄処置でよい．しかし，感染象牙質が歯髄まで達していると思われるものは，冠部歯髄の歯髄掻爬術がよい．

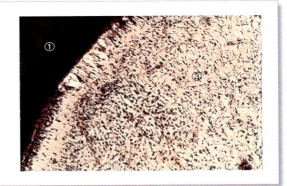

図Ⅱ-5　慢性単純性歯髄炎の病理組織像
①象牙質
②歯髄炎
③歯髄

（3）急性化膿性歯髄炎

【臨床所見】

　主訴は疼痛（自発痛を伴う放散性，牽引性，拍動性）を訴える．また激痛および腫脹を訴えるものもある．齲蝕は大きく実質欠損を認め，歯髄まで達している．軟化象牙質は湿性状態で，打診反応は垂直，水平方向ともに反応があり，温度診では冷温に反応する場合とない場合があるが，熱温では反応を示さない．歯周組織は正常または炎症性である．エックス線診では歯根周囲の透過像がある場合がある．電気診はvitalを示し，電気抵抗値による判定は開放性か仮性露髄の場合が多い．

【病理組織学的所見】

　急性化膿性歯髄炎において，象牙芽細胞層は破壊および細胞管内へ赤血球，白血球の侵入，退行性病変を呈し，空胞形成，萎縮，破壊および消失をみる．固有歯髄においても，血管の高度の拡張，出血を伴い，中性好性多核白血球を主体とする円形細胞浸潤が認められる．白血球の変化により膿球または組織の融解として小膿瘍を形成する場合がある（図Ⅱ-6）．

【処置所見】

　臨床診断による急性化膿性歯髄炎の病理組織像からみて，主訴，現病歴，現症により異なるが，軽度のものは齲蝕下の髄角および一部性に限局した化膿病巣を認める．第二次診断によって生活歯髄切断処置でもよい．しかし，開放性の齲蝕，現病歴が長期にわたる場合，現症状が激しい場合は全部性に化膿病巣が蔓延しているため，十分に診査する必要がある．急激な場合は，まず歯髄腔の開放，その後抜髄処置が必要である．

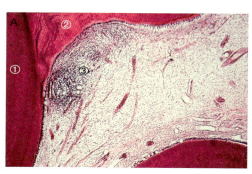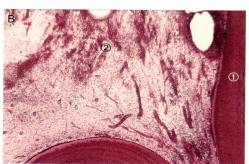

図Ⅱ-6　急性化膿性歯髄炎の病理組織像
A：一部性（①象牙質，②第二象牙質，③歯髄炎）
B：全部性（①象牙質，②歯髄炎）

（4）慢性潰瘍性歯髄炎

【臨床所見】

　主訴は咀嚼時の疼痛が多く，ほかには著しい症状は認めない．齲蝕による実質欠損は大きく，深さは歯髄まで達している．軟化象牙質は湿性状態であり，打診反応は垂直・水平ともに反応を示す．歯周組織は正常であり，エックス線診にも異常は認めない．電気診は vital で，電気抵抗値による判定は仮性露髄または露髄が認められる．

【病理組織学的所見】

　慢性潰瘍性歯髄炎において，膿瘍の内容成分の排出による潰瘍面の形成があり，潰瘍面下の歯髄組織には反応性変化を認め，肉芽性，線維性被膜の形成また石灰沈着があり，防御的反応を示す分離層を形成する．リンパ球と形質細胞の増加，線維芽細胞の著しい増殖を示す肉芽組織形成を認める（図Ⅱ-7）．

【処置所見】

　臨床診断による慢性潰瘍性歯髄炎の病理組織像は，一般的に開放性の齲蝕が多い．閉鎖性の齲蝕の場合は，まず露髄があるかを精査する．閉鎖性でも軟化象牙質が歯髄まで達している不顕性露髄の場合がある．電気抵抗値で確かめる．病巣は歯冠部に限局しているので，生活歯髄切断処置でよい．しかし，開放性の齲蝕の場合は細菌感染が著しく，根部まで慢性炎症が波及している．本症は症状が不明瞭な点が多いため，安易に生活歯髄切断処置をすることは危険性が高い．むしろ，歯髄抜髄処置をしたほうがよい．もし生活歯髄切断処置をするなら，後述する根管口より低位で切断する歯髄低位切断術を勧める．ここでも後述するが第二次診断で確かめてから決めることが大切である．また以前に利用されていたFC法がよいと思われる．

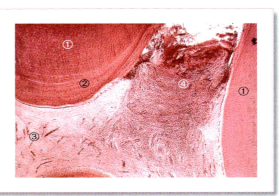

図Ⅱ-7　慢性潰瘍性歯髄炎の病理組織像
①象牙質
②第二象牙質
③歯髄
④歯髄炎

(5) 慢性増殖性歯髄炎

【臨床所見】

　主訴は咀嚼障害で時々出血を訴えることがある．齲蝕による実質欠損は大きく，歯髄まで達し，齲窩に息肉（ポリープ）の存在が認められることが多い．軟化象牙質は湿性で打診および温度診ともに反応はなく，歯周組織の状態は正常である．エックス線診では歯根周囲の透過像を認めることがある．電気診は vital を示すが，齲蝕が大きいため測定しにくい場合がある．電気抵抗値による判定は開放性である．

【病理組織学的所見】

　慢性増殖性歯髄炎において，歯髄の開口部より歯髄組織が増殖し息肉を形成する．息肉は増殖した多数の線維芽細胞，形質細胞のほか各種の白血球，リンパ球，新生血管よりなる．息肉の表面には重層扁平上皮を有する場合が多い．固有歯髄は円形細胞浸潤を認める肉芽組織となって，根部歯髄に波及することがある．肉芽組織変化の範囲では，象牙芽細胞層の消失をみる．また，血管は著しい拡張を認める（図Ⅱ-8）．

【処置所見】

　臨床診断による慢性増殖性歯髄炎の病理組織像からみて，本症は開放性の齲蝕であるが，齲窩内に増殖性組織（ポリープ：polyp）の存在を認める．それぞれ由来する増殖性組織により歯髄ポリープ，歯根膜ポリープ，歯肉ポリープと呼んでいる．齲窩内のポリープの由来は臨床的に判断しにくい．歯髄ポリープの場合は歯髄の生活力は旺盛であるため，生活歯髄切断処置がよいと考える．しかし，歯髄の変性が著しく，どの部分から正常歯髄であるのか臨床的に判断しにくい．生活歯髄切断処置をする場合は切断部を低位に行うことが望ましい．これも第二次的診断によって判断されるとよい．とくに切断部からの出血状態は正常時より異常であると思われた場合は抜髄処置のほうが得策である．FC法が有効．

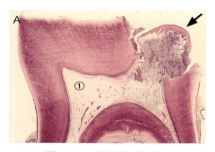 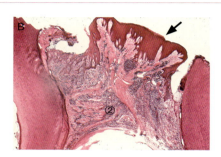

図Ⅱ-8　慢性増殖性歯髄炎の病理組織像
A：歯髄ポリープ（矢印）（①歯髄）．B：歯根膜ポリープ（矢印）（②歯根膜）

(6) 歯髄壊疽

【臨床所見】

主訴は一過性の咀嚼時の疼痛があり，不快な症状を訴える場合がある．齲蝕による実質欠損を認め齲窩の深さは歯髄まで達している．軟化象牙質は湿性状態で，打診は垂直および水平ともに反応があり，温度診には反応を示さない場合が多い．歯周組織は正常の場合および炎症性の場合がある．エックス線診は歯根周囲に透過性を認める場合がある．電気診では non vital を示し，電気抵抗値による判定では開放性が多く，仮性露髄性のものも認められる場合がある．

【病理組織学的所見】

歯髄壊疽において，齲窩に汚染物質が停滞し，歯髄組織は汚い灰紫色を呈しており，核は崩壊消失し，組織の構造はまったく失われている．時に病変は根尖歯周組織まで波及している場合がある（図Ⅱ-9）．

【処置所見】

臨床診断による歯髄壊疽の病理組織像からみて，慢性潰瘍性歯髄炎の末期，あるいは壊疽性歯髄炎より歯髄壊疽へと移行しているものが多い．齲窩は大きく開放し，明らかに根管内にまで汚物が侵入しているのがみられる．一度エックス線検査を行い，乳歯根の吸収，歯根膜の状態また歯根分岐部の状態そして歯肉状態も精査し感染根管治療を行う．

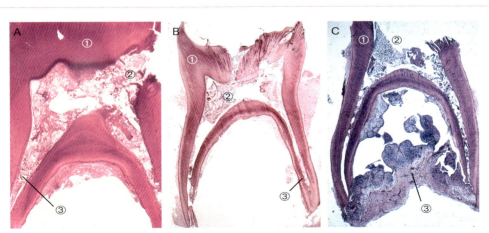

図Ⅱ-9　歯髄壊疽の病理組織像
A：歯髄壊疽（①象牙質，②汚物介入，③歯髄壊疽）
B：根尖部に至る歯髄壊疽（①象牙質，②汚物介入，③歯髄壊疽）
C：根尖病巣を伴う歯髄壊疽（①象牙質，②汚物介入，③歯根病巣）

III

Pulp treatment of the deciduous tooth

乳歯の歯髄処置

1　歯髄保存療法

1　歯髄鎮静法

【目　的】
　これは，歯を刺激から防御するため，また歯髄の軽度な炎症を鎮静・鎮痛する効果のある薬剤を齲窩に貼付し，歯髄を保護することを目的とする療法である．

【適応症】
　歯髄充血，慢性単純性歯髄炎，軽度な急性単純性歯髄炎，および深い窩洞形成後に多く用いられている．

【術　式】
　液状鎮静剤(ユージノール，クレオソート，フェノールカンフルなど)の薬剤を綿球に浸し，窩洞内に置き仮封する．また，鎮静糊剤としてユージノールやクレオソート薬剤入り糊剤で封鎖する(図Ⅲ-1, 2)．

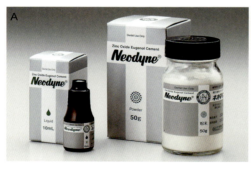
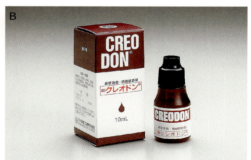

図Ⅲ-1　歯髄処置に用いる薬剤(ネオ製薬)
A：酸化亜鉛ユージノールセメント(ネオダイン®)
B：クレオソート(クレオドン®)
C：フェノールカンフル(キャンフェニック「ネオ」)

歯髄保存療法

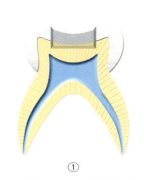
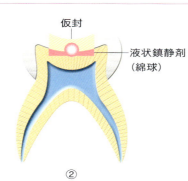
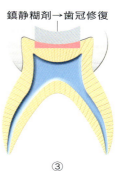

図Ⅲ-2　歯髄鎮静法
①齲窩の開拡
②液状鎮静剤を綿球に浸潤させ，窩洞内に置いて仮封材で封鎖
③糊剤の場合は窩洞内に充填することで，鎮静と仮封が同時に可能である．その後，歯冠修復

齲蝕の進行度による処置法の違いは？

C_0，C_1はエナメル質に限局している実質欠損のため，予防的処置および齲蝕抑制処置でよい．基本は齲蝕の進行を防止し，象牙質にまで及ばないようにする．

C_2の処置は象牙質にまで及んでいる疾患のため，齲蝕の深さによって処置が異なる．一般的に自覚症状がなければ，前述した慢性単純性歯髄炎の処置でよい．また，軟化象牙質を除去して齲窩の深さを診査する．齲窩の深さが1.5mm以上ある場合，または18kΩ以下の電気抵抗値の場合は，覆髄処置をしてから歯冠修復を行う必要がある．慢性単純性歯髄炎は一般的に齲蝕が歯髄に達していない場合が多いが，深い窩洞には覆髄処置を行う必要がある．しかし，軟化象牙質を削除する際に露髄した場合は，後述の直接覆髄処置を施す程度でよい．

C_3は軟化象牙質および齲蝕が歯髄まで達しているものであり，また露髄しているため歯髄処置を必要とするが，歯髄の炎症の程度，波及状態によって処置方法が異なる．とくに乳歯の場合は歯根の吸収状態，後継永久歯の発育・萌出時期により変わってくる．

従来，歯髄炎の処置は一歩重症性を考えて診断し，治療計画を立てたほうがよいとされていた．しかし乳歯の場合は可及的に歯髄を生活状態に残し，生理的な歯根吸収に障害を与えない方法をまず優先する．歯髄の完全除去療法は最悪な場合であると考えたい．

2 | 覆髄法

(1) 間接覆髄法

【目　的】

　　覆髄法の意義は，歯髄を生活状態に保持するために，外来刺激による歯髄のダメージを少なくし，また遮断して乳歯歯髄の正常な生活力の回復を図るとともに，第二象牙質の形成を促進させ，外来刺激から防御することにある．臨床では，齲蝕の進行程度により介在する健全象牙質は薄くなり，歯髄にまで細菌感染を惹き起こすことがある．その歯髄を保護するために覆髄剤で保護層をつくり，細菌感染および外来刺激から歯髄を防護する．その覆髄剤によって第二象牙質形成の促進を助長させ，歯髄の生活力と機能を回復するための療法である．

【適応症】

　　深い窩洞で残存の健全象牙質が薄い場合，また仮性露髄や不顕性露髄の危険性のある場合，および歯髄鎮静療法により不快感が消失したもの，慢性単純性歯髄炎（深在性齲蝕）で露髄してないものに用いられる．

【術　式】

　　齲窩の感染象牙質の除去．電気抵抗値で露髄していないかの確認．前述したが，露髄値は12.0kΩ以下，仮性露髄値は16.0kΩ，一層の健全象牙質がある場合値18kΩ以上を目安にして確認する．18kΩ以上のものを基準にし，覆髄剤は酸化亜鉛ユージノールセメント（図Ⅲ-1参照）および水酸化カルシウム製剤（図Ⅲ-3）によって覆髄する．そして裏層し歯冠修復を行う（図Ⅲ-4）．

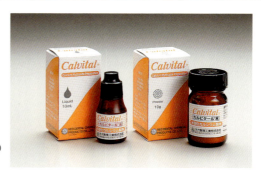

図Ⅲ-3　歯髄処置に用いる薬剤（ネオ製薬）
水酸化カルシウム製剤（カルビタール®）

歯髄保存療法

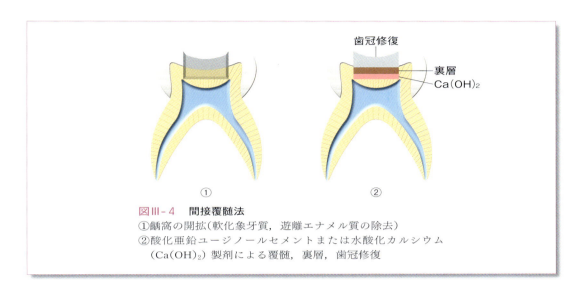

図Ⅲ-4　間接覆髄法
①齲窩の開拡(軟化象牙質，遊離エナメル質の除去)
②酸化亜鉛ユージノールセメントまたは水酸化カルシウム
　($Ca(OH)_2$)製剤による覆髄，裏層，歯冠修復

【その他の使用薬剤】
　HY 剤配合カルボキシレートセメントは，成分がタンニンとフッ素で抗菌作用を有している．これは間接覆髄剤として利用できるが，直接覆髄や生活歯髄切断法での利用は考慮したい．

＜歯髄の保護と第二象牙質の形成について＞
　著者らは，動物実験で窩洞の深さと歯髄への影響を観察したところ，窩洞の深さによって歯髄反応は異なる結果を得た[19)-22)]．深さを変えて窩洞したものを 1 週間後にその幼犬乳歯を採取し，病理組織標本を作成して顕鏡を行った．
　図Ⅲ-5 に示す通り介在象牙質の厚さによって歯髄に与える影響は大きく，歯髄の炎症症状も強く現れている．一方，幼犬乳歯に窩洞形成を施し介在象牙質を残し覆髄剤を覆髄し，時刻描写法により実験してみると，約 4 週間後に窩洞の歯線維下に第二象牙質が形成されていることを確認した．各使用薬剤によって，感受性が異なり第二象牙質の形成状態も異なることが観察された．可及的に歯髄を保護し，歯髄が健全状態であれば 3～4 週間後に第二象牙質が形成され，歯髄を保護してくれる．そのため覆髄法は必要である(図Ⅲ-6)．

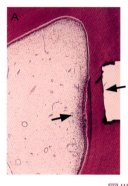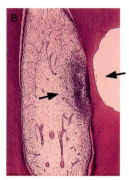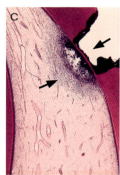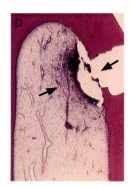

図Ⅲ-5 窩洞形成後1週間後の歯髄病理組織像(幼犬乳歯)
A：窩洞形成の深い場合
B：窩洞形成が極めて深い場合
C：介在象牙質が極めて薄い場合
D：露髄した場合
(矢印は窩洞の深さと歯髄の炎症部を示す)

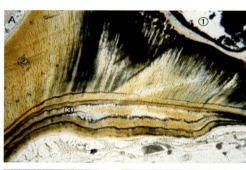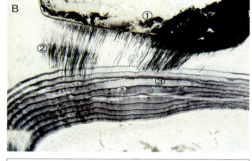
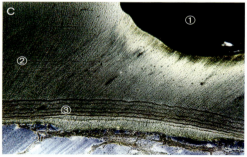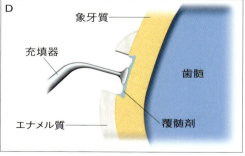

図Ⅲ-6 各薬剤における覆髄処置後の第二象牙質の形成状態(1週間ごとの時刻描写法)
A：ホルムクレゾール薬　B：酸化亜鉛ユージノール薬　C：リン酸セメント薬
(①薬剤，②原生象牙質，③第二象牙質の形成)
D：覆髄法

（2）直接覆髄法

【目　的】

　これは，窩洞形成中および外傷で歯髄が一部露出した場合，その周囲が健全歯質で臨床的に病的変化がない場合は，覆髄剤（$Ca(OH)_2$）で直接露髄面を覆って歯髄の保護を図り，庇蓋硬組織（新生象牙質）の形成により露髄面を閉鎖し正常歯髄に保つ療法である．

【適応症】

　健康状態の歯髄で露髄面が清潔であり，比較的小範囲の露髄面で直径が約1mm以内のものがよい．また露髄面に出血もなく露髄処置が容易なもの，露髄面が2時間以上口腔内に放置されていないものがよい．

【術　式】

　齲窩の深さを精査し，電気抵抗測定値で露髄しているかを確認する．露髄には，完全に歯髄まで達している完全露髄，視診では気がつかないもので，たとえば窩洞形成中に髄角を切削して露髄に気づかない場合の不顕性露髄，感染象牙質が歯髄まで達している仮性露髄に分けられる．

　患歯を十分に清掃して，局所麻酔後ラバーダムを装着，患部の露髄面を注意して洗浄する．とくに外傷時のものであれば，露髄面を生理的食塩水または2％の過酸化水素水で丁寧に洗浄する．露髄面はエキスカベーターで拡大し，次亜塩素酸ナトリウム（図III-7）と過酸化水素水でよく洗浄する．覆髄剤は露髄面および窩底全体に貼薬する．この場合は庇蓋硬組織の形成を促すことを期待するため水酸化カルシウム製剤を使用するのが望ましい．そして裏層し歯冠修復を行う（図III-8）．

付：MTA（Mineral Trioxide Aggregate）セメント

　これは，1998年にアメリカで開発された，直接覆髄剤に利用できる製品である．成分は酸化カルシウム，酸化ビスマス，二酸化ケイ素，酸化アルミニウムで構成され，生体適合性に高く，封鎖性および組織親和性を有し，生活歯髄切断処置にも利用できる．

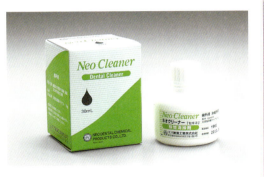

図III-7　歯髄処置に用いる薬剤（ネオ製薬）
次亜塩素酸ナトリウム（ネオクリーナー「セキネ」）

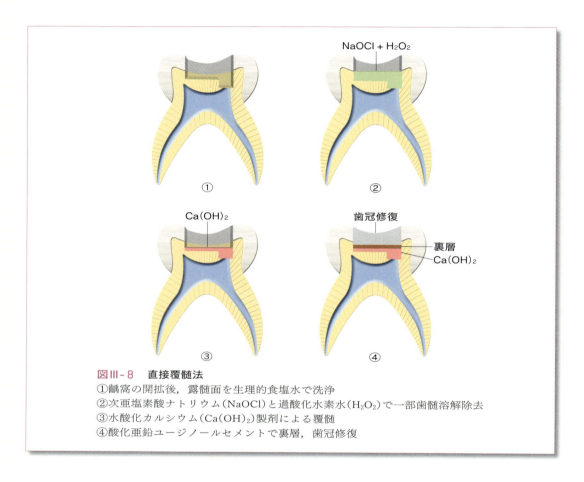

図Ⅲ-8　直接覆髄法
①齲窩の開拡後，露髄面を生理的食塩水で洗浄
②次亜塩素酸ナトリウム（NaOCl）と過酸化水素水（H_2O_2）で一部歯髄溶解除去
③水酸化カルシウム（$Ca(OH)_2$）製剤による覆髄
④酸化亜鉛ユージノールセメントで裏層，歯冠修復

＜直接覆髄法の予後について＞

著者らは大学の臨床で直接覆髄処置後の経過を調査し検討した[23]．直接覆髄処置，生活歯髄切断処置，抜髄処置を行った2,511例の中で，直接覆髄処置を行ったのは142例（4.9％）であった．そのうち，経過観察できた100例の臨床成績の最終観察時の結果をまとめてみると，良好例94例（94％），不良例6例（6％）であった．不良例は約1年以内に現れ，とくに6か月未満で多く認められた．歯種別では，前歯部に臨床的不良例が多く認められたが，施術年齢では差は認められなかった．術後を修復物別にみると，前歯部に行ったグラスアイオノマーセメントやコンポジットレジンに不良例を多く認めた．臨床不良例における異常所見は自発痛が2例，歯の変色が1例，歯肉の腫脹が1例，膿瘍形成が2例であった．エックス線検査で経過が判定できた最終観察時の成績は，良好58例（87.9％），不良8例（12.1％）でほとんどの不良例は施術後24か月未満に出現していた（表Ⅲ-1～3）．

表Ⅲ-1　臨床的成績（最終観察時）（直接覆髄）

観察期間	良　好	不　良	計
6か月未満	18(81.1)	4(18.1)	22
6〜12か月未満	17(94.4)	1(5.6)	18
12〜18か月未満	8(88.9)	1(11.1)	9
18〜24か月未満	9(100.0)	0(0.0)	9
24〜30か月未満	3(100.0)	0(0.0)	3
30〜36か月未満	6(100.0)	0(0.0)	6
36〜42か月未満	5(100.0)	0(0.0)	5
42〜48か月未満	5(100.0)	0(0.0)	5
48〜54か月未満	10(100.0)	0(0.0)	10
54か月以上	13(100.0)	0(0.0)	13
計	94(94.0)	6(6.0)	100

(%)

表Ⅲ-2　臨床的不良例の経過（直接覆髄）

観察期間	自発痛	歯牙の変色	歯肉の腫脹	膿瘍形成
1週間未満	1	0	0	0
1週間〜1か月未満	1	0	0	0
1〜6か月未満	0	0	1	1
6〜12か月未満	0	0	0	1
12〜18か月未満	0	1	0	0
計	2	1	1	2

表Ⅲ-3　エックス線的成績（最終観察時）（直接覆髄）

観察期間	良　好	不　良	計
6か月未満	5(71.4)	2(28.6)	7
6〜12か月未満	10(76.9)	3(23.1)	13
12〜18か月未満	6(85.7)	1(14.3)	7
18〜24か月未満	6(85.7)	1(14.3)	7
24〜30か月未満	2(100.0)	0(0.0)	2
30〜36か月未満	3(75.0)	1(25.0)	4
36〜42か月未満	9(100.0)	0(0.0)	9
42〜48か月未満	4(100.0)	0(0.0)	4
48〜54か月未満	4(100.0)	0(0.0)	4
54か月以上	9(100.0)	0(0.0)	9
計	58(87.9)	8(12.1)	66

(%)

2 歯髄除去療法

1 歯髄搔爬術

【目　的】
　歯冠部歯髄を部分的に切除することで，生活歯髄切断とは異にする．生活歯髄切断の処置は冠部歯髄を全部除去することであるが，これは露髄部の歯髄を一部搔爬し，後は直接覆髄法とまったく同じ方法である．

【適応症】
　とくに幼若な歯髄を有する齲蝕歯であり，直接露髄部から出血は認められなく，清潔で露髄部だけが感染していると思われる場合．

【術　式】
　局所麻酔後ラバーダムを装着し，感染象牙質を除去し露髄した歯髄を鋭利なスプーンエキスカベーターで搔爬する．以後は直接覆髄法と同じ方法である．とくに搔爬した後は次亜塩素酸ナトリウムと過酸化水素水でよく洗浄することが肝心である（図Ⅲ-9）．

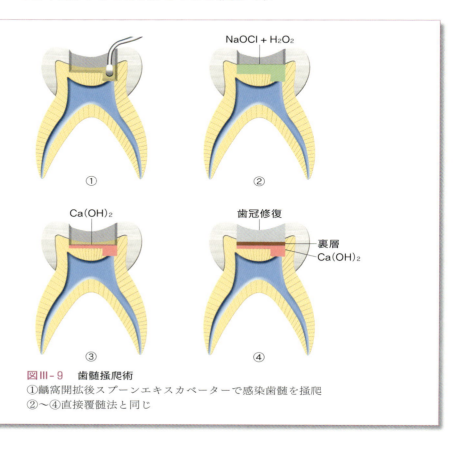

図Ⅲ-9　歯髄搔爬術
①齲窩開拡後スプーンエキスカベーターで感染歯髄を搔爬
②～④直接覆髄法と同じ

2 | 生活歯髄切断法（水酸化カルシウム法）

【目　的】
　これは，病的状態の冠部歯髄を除去し，その切断面を生活歯髄切断糊剤（水酸化カルシウム製剤）で覆い，残存歯髄の修復能力を旺盛にし，切断面の創傷治癒と庇蓋硬組織の新生を促進させて，根部歯髄を生活状態に保持する療法である．

【適応症】
　冠部歯髄に炎症が限局している歯髄炎で，急性単純性歯髄炎，慢性単純性歯髄炎（深在性齲蝕），急性化膿性歯髄炎（軽度なもの），慢性潰瘍性歯髄炎，慢性増殖性歯髄炎，および外傷による歯冠部の破折や露髄などに用いられる．

【術　式】
　術式は直接覆髄法と最初は同じである．局所麻酔後ラバーダムは必ず行い防湿を図る．感染象牙質は完全に除去し，髄腔を開放する．冠部歯髄を根管口まで除去，ここで出血状態を精査する．これが第二次診断である（⇒ p.45参照）．次亜塩素酸ナトリウムと過酸化水素水で歯髄を溶解させ洗浄し，出血状態をみる．出血してない場合は切断糊剤（水酸化カルシウム製剤）を貼薬，裏層し歯冠修復を行う．しかし，歯髄炎が歯冠部に限局しているか，根部まで進行しているかを考慮に入れなければならない（図Ⅲ-10）．

Question

水酸化カルシウム製剤の特徴は？
　とくに生活歯髄切断時の優位点は，以下の通りである．
（1）糊剤で扱いが便利
（2）臨床成績が良好
（3）病理組織成績が良好
＜歯髄所見＞
　・残存歯髄組織は正常
　・炎症症状は軽度
　・庇蓋硬組織の形成が著明
　・根管壁の硬組織形成はみない
　・歯髄内の変性は軽度
　・生理的歯根吸収が正常
　・歯髄内の内部吸収は認められることがある

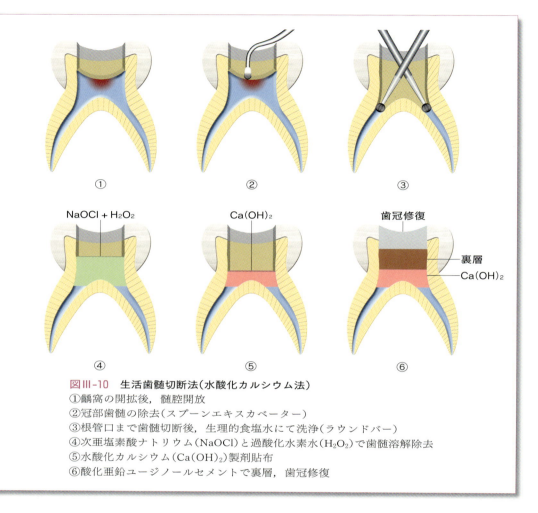

図Ⅲ-10　生活歯髄切断法(水酸化カルシウム法)
①齲窩の開拡後，髄腔開放
②冠部歯髄の除去(スプーンエキスカベーター)
③根管口まで歯髄切断後，生理的食塩水にて洗浄(ラウンドバー)
④次亜塩素酸ナトリウム(NaOCl)と過酸化水素水(H_2O_2)で歯髄溶解除去
⑤水酸化カルシウム(Ca(OH)$_2$)製剤貼布
⑥酸化亜鉛ユージノールセメントで裏層，歯冠修復

＜疾患歯の血液像について＞

　著者らは総合的診断で乳歯歯髄炎と診断した疾患歯の血液像について研究した結果，冠部歯髄の切断後止血困難なものほど歯髄の炎症は根部にまで波及しているものが多いことを示唆した[24)-26)]．そのため乳歯歯髄炎の診断に出血状態を入れることにした(表Ⅲ-4)．

表Ⅲ-4　乳歯歯髄の炎症程度と出血状態

病理組織の炎症程度	全症例数	止血困難症例数
軽　度	21	4(19.0%)
中　度	21	5(23.3%)
重　度	8	6(75.0%)
計	50	15(30.0%)

【第二次診断（局所的診断）】

　図Ⅲ-11に示すように，乳歯歯髄炎の診断には一般診査から総合的に診断する総合的診断（第一次診断）のほかに生活歯髄切断後の歯髄の状態を切断面の出血状態からみて，抜髄処置にするか生活歯髄切断処置にするかの診断を決める局所的診断（第二次診断）がある．第二次診断は切断時切断面の出血状態，また止血状態によって判断するものである．切断歯髄が出血しており止血しても止まらないものは，歯髄の病理組織の炎症が強く根部歯髄にまで達しているものが多い．一方，止血して出血が止まるものは歯髄の病理組織の炎症は割合軽度であるためそのまま切断処置をしてもよいと考える（図Ⅲ-12）．また，止血していても歯髄壊疽になっている場合があるので注意すること．

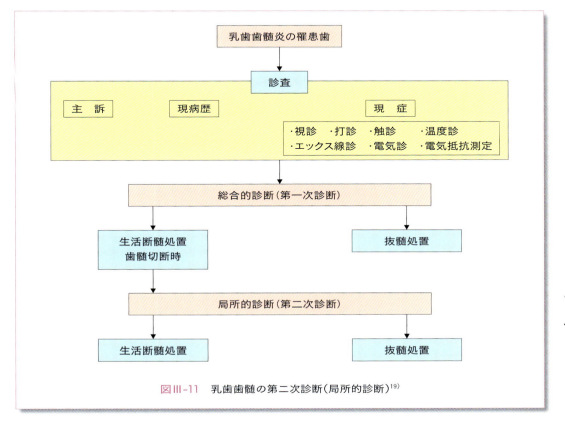

図Ⅲ-11　乳歯歯髄の第二次診断（局所的診断）[19]

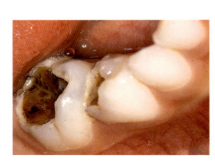
A：歯髄炎を伴う乳歯齲蝕

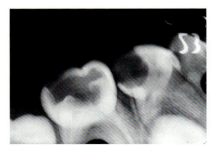
B：エックス線所見

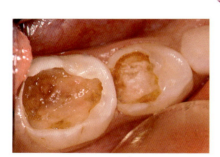
C：軟化象牙質除去

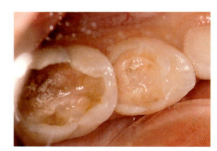
D：露髄状態

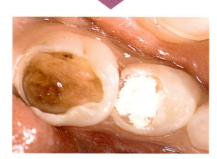
E：歯髄切断処置

次ページへ

図Ⅲ-12　乳歯歯髄の第二次診断法（下顎左側第二乳臼歯）

歯髄除去療法

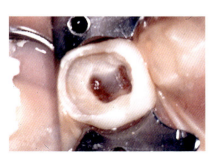

F：歯髄切断処置後に歯髄の存在を認め，出血は少ない（第二次診断法）

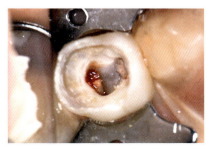

G：次亜塩素酸ナトリウムと過酸化水素水で洗浄

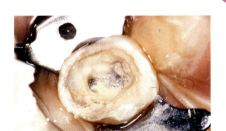

H：出血は認めず

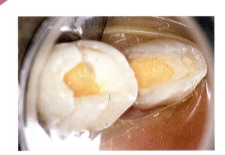

I：水酸化カルシウム製剤を貼薬

＜別症例：第二次診断の判断基準＞

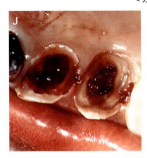
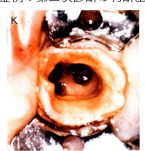
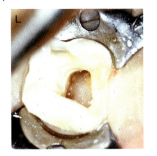

J：切断部位からの著しい出血を認める例（抜髄処置に変える）
K：歯髄切断して出血を認めても止血すれば歯髄切断処置でもよい（中位切断法）
L：歯髄からの出血がなく根管口が明示できるものの例（歯髄壊疽になっている）

【歯髄低位切断処置法】

　この処置は生活歯髄切断処置をし，歯冠部歯髄切断面に出血があり止血困難な場合は炎症が歯根管内まで波及していると考え，歯髄の切断面を根管内にまで入る細いロングラウンドバーで延長させ切断する．その後，止血状態を観察し，止血する所まで切断面を延長する方法である．根長1/3以上にも達した場合は抜髄処置に移行する．切断後はよく組織溶解剤で洗浄し，後は生活歯髄切断処置と同様である(図III-13)．

　乳歯の保存療法の立場から歯髄を除去することなく，覆髄法，歯髄切断法の範囲で治療を行うことが望ましい．

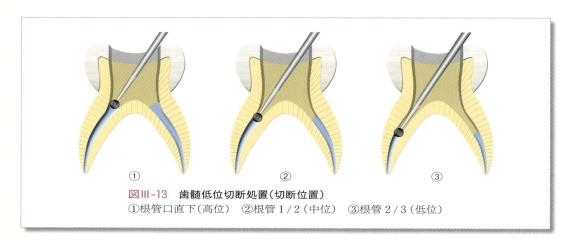

図III-13　歯髄低位切断処置(切断位置)
①根管口直下(高位)　②根管1/2(中位)　③根管2/3(低位)

＜歯髄切断時の注意：Chemical surgery＞

　歯髄を切断する際，機械的操作(ラウンドバー)によって，周囲の硬組織が断髄面に埋入することがあり，これが感染源になり生活歯髄切断処置の効果を下げている因子である．そのためケミカルサージェリーといって，組織溶解剤を用いて歯髄を溶解して切除する方法がある．術式は次亜鉛素酸ナトリウムを冠部歯髄に直接滴下し撹拌操作を繰り返すことによって，歯髄組織が溶解する．冠部歯髄が除去できたら，過酸化水素水でよく洗浄し，切断糊剤を貼布する．次亜塩素酸ナトリウムは歯肉に付くと白濁のびらん状態になるため，ラバーダムなどをして口腔内軟組織に付かないように配慮することが必要である．しかし，冠部歯髄が除去できるのに3〜5分以上かかるおそれがある．そこで，機械的除去とケミカルサージェリーを併合して用いると効果的である．すなわち最初にある程度まで機械的(ラウンドバー)に歯髄組織を切断し，その後次亜塩素酸ナトリウムで歯髄組織を溶解することによって時間が短縮でき，きれいな切断面を形成することができる(表III-5，図III-14〜17)．

表Ⅲ-5　Chemical surgeryとRound burとの比較

	Chemical surgery（NaOCl）	Round bur
切　断　面	平坦状態	凹凸状態
歯髄の感染	感染の率が少ない	感染の率が高い
歯髄のダメージ	少ない	多い
切　断　時　間	時間が長い	時間が短い

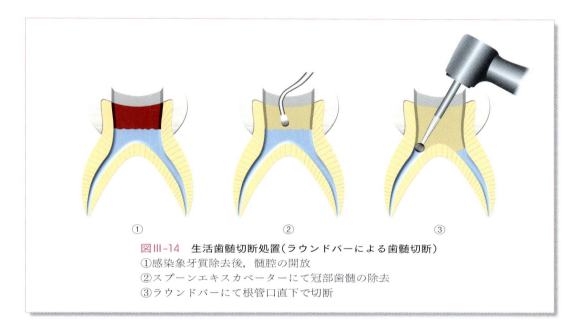

図Ⅲ-14　生活歯髄切断処置（ラウンドバーによる歯髄切断）
①感染象牙質除去後，髄腔の開放
②スプーンエキスカベーターにて冠部歯髄の除去
③ラウンドバーにて根管口直下で切断

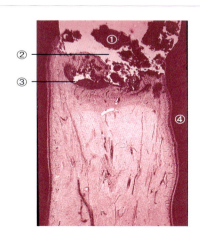

図Ⅲ-15　ラウンドバーで切断した病理組織像（切削歯髄に象牙質の残存と埋入）
①象牙質の残存
②切断面
③象牙質の埋入
④象牙質

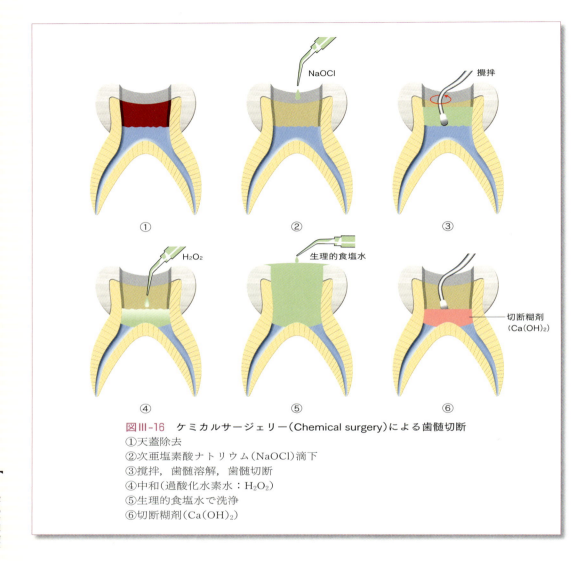

図Ⅲ-16 ケミカルサージェリー(Chemical surgery)による歯髄切断
①天蓋除去
②次亜塩素酸ナトリウム(NaOCl)滴下
③撹拌,歯髄溶解,歯髄切断
④中和(過酸化水素水:H_2O_2)
⑤生理的食塩水で洗浄
⑥切断糊剤($Ca(OH)_2$)

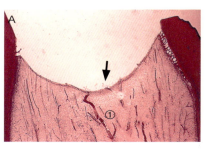
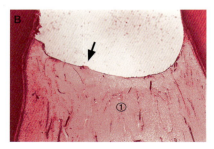

図Ⅲ-17 ケミカルサージェリーで切断した病理組織像
A,B:切断面(矢印)がスムーズ(①歯髄)

歯髄除去療法

参考：ホルモクレゾール法（FC法）

【目　的】

　以前，小児歯科臨床においてFC法は歯髄切断処置の一つとして隆盛していた．これはアメリカの臨床で水酸化カルシウムによる生活歯髄切断後の予後に内部吸収を惹き起こし，乳歯が早期に脱落することから，水酸化カルシウムに代わりFC法が使用され，日本でも多く使われていた．最近，Formocresolの有害性が唱えられ歯科医療から敬遠されがちである．小児の歯髄切断処置にもあまり使われていない．しかし，今まで何十年と歯科治療に利用されてきており，日米ともに患者から健康上の苦情は伝わっていない．したがって，歯科治療に使用する程度でどれだけの弊害があるのか疑問に思うところである．確かなデータを知りたいものである．しかし，このFC法は捨てがたいものがある．参考に述べておきたい．これは，水酸化カルシウムによる生活歯髄切断法の代わりにFCを使用し，その強力な殺菌力の効果を期待するものである．

【適応症】

　水酸化カルシウム法と同様であるが，FCは殺菌力が強いため水酸化カルシウム法より適応範囲が広い．また臨床的効果も高く，水酸化カルシウム法では難しい症例には有効な手段であると考えている．しかし，治癒経過をみると残存歯髄は生活状態ではない．

【術　式】

　歯髄切断時までは水酸化カルシウム法と同じで，次亜塩素酸ナトリウムと過酸化水素水で歯髄を溶解洗浄する．根管口の切断面にFC（BuckleyのFC：図III-18）を1～2分間貼薬し放置する．その後よく洗浄し，FCペーストを切断面と髄床底に覆う．その後，酸化亜鉛ユージノールセメントなどで裏層し歯冠修復を行う．1回法と2回法とがあるが，1回法で十分であると考える（図III-19）．

・クレゾール　35ml
・ホルマリン　19ml
・グリセリン　25ml
・水　　　　　21ml

　　　　＋

・ユージノール
・酸化亜鉛粉末

図III-18　Buckleyの処方およびペースト

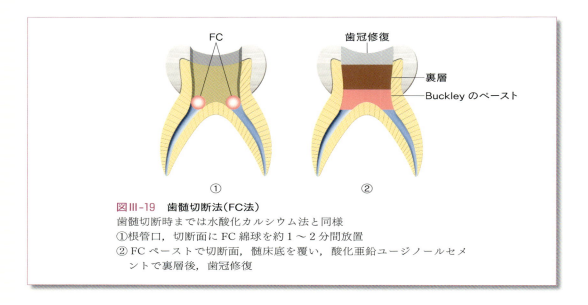

図III-19　歯髄切断法（FC法）
歯髄切断時までは水酸化カルシウム法と同様
①根管口，切断面にFC綿球を約1〜2分間放置
②FCペーストで切断面，髄床底を覆い，酸化亜鉛ユージノールセメントで裏層後，歯冠修復

***以前行われていた治療法：失活歯髄切断法**

　これは，歯髄を失活剤によって失活した冠部歯髄または根部歯髄の一部を除去して，残存歯根管歯髄を失活歯髄切断剤（乾屍剤）で覆う療法である．とくに注射の嫌がる患児に従来は使われていた．しかし失活剤が歯周囲組織に弊害を及ぼし，後継永久歯の発育に影響する危険性があると考えられ，現在の小児歯科臨床では用いられていない．

3　注射抜髄法

　これは，歯髄の炎症が歯根管歯髄にまで波及し，歯髄切断療法ができない症例に対して，歯髄の全部を除去し，歯周囲組織への感染を防止するために行う方法である．適応症は急性化膿性歯髄炎，慢性潰瘍性歯髄炎，慢性増殖性歯髄炎で感染が根部歯髄まで波及しているものである．永久歯の抜髄の術式と同様である（図III-20）．

***以前行われていた治療法：失活歯髄抜髄法**

　亜ヒ酸やパラホルムなどの失活剤を用いて歯髄を失活させ，そのもとで歯髄を除去する療法である．失活剤に有する毒性を考えると乳歯への適応は避けたほうがよい．現在では利用されていない．

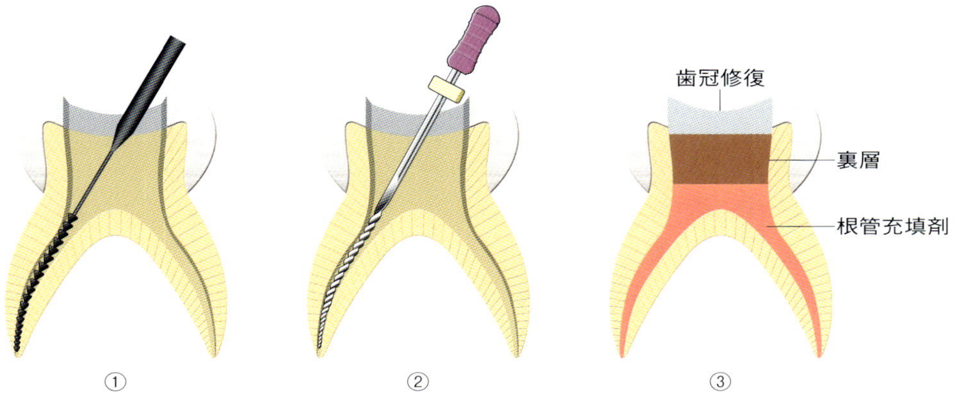

歯髄除去療法

図Ⅲ-20　歯髄抜髄法（浸潤麻酔）
①齲窩の開拡，髄腔開放後，根部歯髄の除去（クレンザー使用）
②根管の拡大と機械的清掃（リーマー使用），次亜塩素酸ナトリウム（NaOCl）と過酸化水素水（H_2O_2）で化学的清掃
③糊剤根管充填，セメント裏層後，歯冠修復

ラバーダム防湿が欠かせない理由は？

現在の歯科治療において，ラバーダム防湿は必要かつ重要なものである．

＜ラバーダムの必要性＞
- 患歯が固定できるため治療操作が機敏にできる．
- 患歯が防湿できるため疾患歯の唾液の汚染が防止できる．
- 治療中の薬剤などが口腔内に漏れる心配がない．
- 治療中の薬剤および充填材の誤飲が防止できる．
- 治療中の器具の誤飲が防止できる．
- 十分患歯が乾燥できるため，仮封材および充填材が密閉でき脱落しない．小児患者にラバーダムが装着できないと思われがちであるが，説得すれば割合応じてくれる．またクランプによる違和感が嫌われるため，歯肉に表面麻酔薬の塗布および局所麻酔をしてやるとよい．

IV

Treatment progress and convalescence

治療経過と予後

1 生活歯髄切断処置の経過と予後

1 水酸化カルシウム製剤による経過

　乳歯の歯内療法は常に残存歯髄を正常に保ち健全な歯根吸収を促進することにある．そのため，歯髄を保存する立場の療法に心掛けることが大切である．歯髄保存療法として最も多く用いられている療法は乳歯の生活歯髄切断処置である．このため，ここでは生活歯髄切断処置の治癒経過および予後について述べる．切断糊剤によって乳歯生活歯髄切断処置の治癒過程は異なる．

　本来，生活歯髄切断処置の意義は，冠部歯髄に限局した歯髄炎に対して，冠部歯髄を除去し，その切断面を生活歯髄切断糊剤で覆い，残存歯髄の修復能を旺盛にして，切断面の創傷治癒と庇蓋硬組織の新生を促進させ，歯根部歯髄の正常化を図り，生理的な歯根吸収を促すことにある．このように考えれば，当然，切断面の庇蓋硬組織の形成は，外来からの刺激を避け，歯根部の歯髄を正常に保つために，現在よく利用されている水酸化カルシウム製剤が最適であると考える．

　生理的歯根吸収を促すためには，切断面における庇蓋硬組織の形成（後述）によって外来刺激を防ぎ，歯根部歯髄の炎症を防御し，正常な歯根部歯髄を保つことである．この機序があるものは水酸化カルシウム製剤である．しかし，水酸化カルシウム製剤により，治癒経過（予後）中に内部吸収（後述）を惹き起こし，乳歯を早期に脱落させてしまうケースもある．そのため従来はFC法が用いられていた．

　水酸化カルシウム製剤による病理組織からみた治癒経過は後述するが，臨床的に良好例であればエックス線写真からは2〜4か月後に庇蓋硬組織を認める（⇒p.66参照）．このように良好な結果が得られるならば，現在水酸化カルシウム製剤に勝るものはない．不良例においては，歯髄切断時の診断の誤りか，処置時の操作ミスが原因になる場合が多い．たとえば，抜髄の適応症で切断処置をした場合，切断時に切削物の混入，消毒や洗浄不足，貼布薬剤（濃度，硬さ，圧接力）などの影響により，残存歯髄へのダメージを大きくし，歯髄変性，歯髄壊疽に移行させてしまう．また内部吸収の誘因にもなる（図IV-1, 2）．

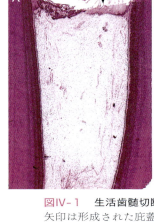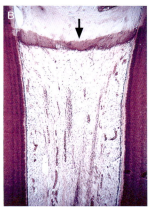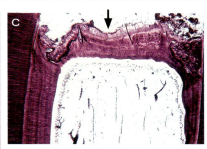

図Ⅳ-1 生活歯髄切断法による治癒経過の病理組織像（水酸化カルシウム法：幼犬）[19]
矢印は形成された庇蓋硬組織を示す．
A：術後2週間の庇蓋硬組織の形成
B：術後3週間の庇蓋硬組織の形成
C：術後2か月の庇蓋硬組織の形成

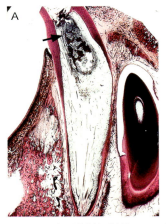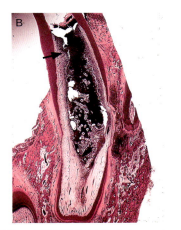

図Ⅳ-2 生活歯髄切断法による治癒経過の病理組織像（水酸化カルシウム法の失敗例：幼犬乳歯）
歯髄の中央部が壊死に侵され進行している（矢印部）．
A：術後1週間
B：術後2週間以上

2 | 予後の調査結果より

著者らの調査[27)]では，水酸化カルシウム法で行った生活歯髄切断処置100例のうち16例に内部吸収を認め，期間は術後12か月までに最も多く認められた（表Ⅳ-4）．

内部吸収は水酸化カルシウム製剤のほかに酸化亜鉛ユージノール製剤，FC法においても確認している．また健全歯にもエックス線像から内部吸収を観察している．すなわち，内部吸収は歯髄組織の一部に限局性の肉芽組織の増殖が起こり，歯髄側の象牙質が吸収するもので，内部性肉芽腫または象牙質内部吸収（内部吸収）といっている．これは歯に対して何らかの傷害を与えた場合，たとえば，齲蝕および外傷などの急激な刺激などによって歯髄組織が肉芽組織に置換して起こす．

また，著者らは水酸化カルシウム製剤による生活歯髄切断処置を行った100例に対して，エックス線所見において，経過を詳細に観察し，検討した．その結果，最終観察時に経過良好と判定されたのは74例（74％），経過不良歯は26例（26％）であった（表Ⅳ-1）．観察期間別にみると施術後24か月以上30か月未満において経過の不良例を多く認めた．術後のエックス線写真の経過観察症例数は197例で，これに対しての経過観察時の成績では，施術後24か月までは不良例の発現率は低いが，24か月以上30か月未満では高く発現している（表Ⅳ-2）．歯種別および施術年齢別に見た成績では，ほとんどの症例において施術30か月までに不良例が発現しており，歯種別では下顎第二乳臼歯に不良の発現率は高く，乳前歯部は低く認めた（表Ⅳ-3）．また施術年齢別では4歳，5歳において不良例の発現率は高く認めた．不良と判定された異常所見は，内部吸収16例，歯根異常吸収9例，白線の消失18例，歯根尖部，歯根分岐部および歯槽骨の吸収16例を認めた（表Ⅳ-4）．庇蓋硬組織の形成は31例中38根管にみられ，施術後2か月から発現し，6か月から8か月に最も多く認められた（表Ⅳ-5）．

表IV-1　エックス線所見の成績（最終観察時）

観察期間	良好	不良	計
6か月未満	12(80.0)	3(20.0)	15
6〜12か月未満	21(72.4)	8(27.6)	29
12〜18か月未満	14(73.7)	5(26.3)	19
18〜24か月未満	10(76.9)	3(23.1)	13
24〜30か月未満	7(53.8)	6(46.2)	13
30〜36か月未満	0	0	0
36か月以上	10(90.9)	1(9.1)	11
計	74(74.0)	26(26.0)	100

（ ）：%

表IV-2　エックス線所見の成績（経過観察時）

観察期間	良好	不良	計
6か月未満	30(90.9)	3(9.1)	33
6〜12か月未満	55(87.3)	8(12.7)	63
12〜18か月未満	35(87.5)	5(12.5)	40
18〜24か月未満	21(87.5)	3(12.5)	24
24〜30か月未満	14(70.0)	6(30.0)	20
30〜36か月未満	6(100.0)	0(0.0)	6
36か月以上	10(90.9)	1(9.1)	11
計	171	26	197

（ ）：%

表IV-3　歯種別成績

歯種＼観察期間	D 良好	D 不良	E 良好	E 不良	$\overline{D}$ 良好	$\overline{D}$ 不良	$\overline{E}$ 良好	$\overline{E}$ 不良	前歯 良好	前歯 不良
6か月未満	7	1	2	0	11	0	5	1	5	1
6〜12か月未満	12	3	10	1	11	1	13	3	9	0
12〜18か月未満	10	0	4	0	6	1	7	4	8	0
18〜24か月未満	7	0	3	1	5	1	3	1	3	0
24〜30か月未満	7	1	2	1	2	2	2	1	1	1
30〜36か月未満	1	0	1	0	1	0	2	0	1	0
36か月以上	2	1	3	0	1	0	2	0	2	0
計	46	6	25	3	37	5	34	10	29	2

表IV-4　観察期間における異常別例数

観察期間	内部吸収	歯根の異常吸収	白線の消失	根尖部または根分岐部歯槽骨の吸収
6か月未満	3	0	0	0
6〜12か月未満	6	3	7	5
12〜18か月未満	3	2	2	2
18〜24か月未満	1	2	2	3
24〜30か月未満	2	1	5	5
30〜36か月未満	0	0	0	0
36か月以上	1	1	2	1
計	16	9	18	16

表IV-5　観察期間における庇蓋硬組織（Dentin Bridge）形成の発現例数

観察期間	歯数	根管数
2か月未満	0	0
2〜4か月未満	5	8
4〜6か月未満	7	9
6〜8か月未満	14	16
8〜10か月未満	3	3
10〜12か月未満	2	2
計	31	38

参考：ホルモクレゾール(FC法)剤による経過
　現在小児歯科臨床では避けられているが，この方法はFC薬剤による強力な殺菌作用を発揮するため，適応範囲は広く，臨床成績も良好である．しかし，治癒経過から考えると，庇蓋硬組織は形成されず，歯髄は深部まで固定化現象がみられ，凝固壊死となるものが多い．初期の段階では残存歯髄は正常化しているもの，また石灰化変性や肉芽組織に置換されているものなどが観察される．一般的にFC法は固定化現象を呈し，歯髄の萎縮，退行性変化を呈する場合が多いため，本来の生活歯髄切断法の意とは異なるものと考える(図IV-3，4)[28]．

＜水酸化カルシウム法とFC法の比較＞
　両者の比較は，表IV-6の通りである[6),19),27),28]．しかし，FC法は治癒機転の点から，庇蓋硬組織は形成されず，歯髄は凝固壊死になるので，生活歯髄切断法ではないと現在ではいわれている．しかし，実験の観察から一部であるが残存歯髄が正常化している場合もあり，石灰化変性をみるもの，また肉芽組織に置換されていることもある．一般的にFCの影響が少なく，炎症症状が低い場合であると思われる．

表IV-6　Ca(OH)$_2$糊剤とFC糊剤の比較

切断薬剤		Ca(OH)$_2$糊剤	FC糊剤
臨床所見	臨 床 症 状	軽　　度	な　　し
	臨床的成功率	一部不良	良　　好
歯髄所見	歯 髄 組 織	正常歯髄	歯髄の退行性変化
	庇蓋硬組織の形成	認　め　る	認　め　ない
	内 部 吸 収	認めることがある	一般的に認めない

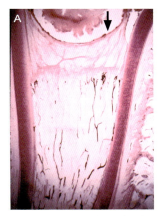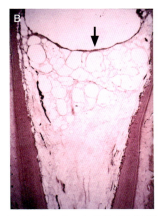

図IV-3 ホルモクレゾール（FC）法による治癒経過の病理組織像（幼犬）[19]
矢印は切断面以降の歯髄病理組織像を示す.
A：術後3週間（庇蓋硬組織の形成は認められず，歯髄組織は固定化現象）
B：術後4週間（庇蓋硬組織の形成は認められず，歯髄組織は網様萎縮化現象）

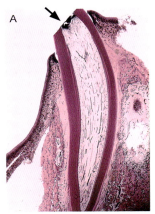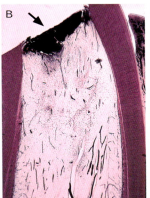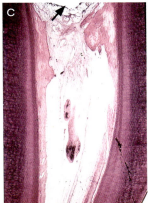

図IV-4 ホルモクレゾール（FC）法による治癒経過の病理組織像（良好例）
矢印は切断面以降の歯髄病理組織像を示す.
A：術後1週間（切断部に炎症は認められるが根の歯髄は正常状態）（幼犬）
B：切断部の拡大像（FCの浸潤を認める）（幼犬）
C：術後4か月以上（庇蓋硬組織の形成は認められず，骨様組織の形成を認める．歯髄組織の退行性変性を認める）（ヒト）

2 内部吸収の問題

1 内部吸収とは

　乳歯歯髄切断処置後のエックス線検査において，歯髄腔の一部が円形または楕円形に拡大しているケースに遭遇することがある．この変化は歯髄に対して何らかの傷害を与えた場合に起こるとされている．一般に内部吸収は歯髄組織の変性による肉芽の増殖によって，歯髄側から象牙質に吸収が生じることをいう．これを内部吸収肉芽腫または象牙質内部吸収（内部吸収）と呼んでいる．とくに歯冠部に発生した場合の内部吸収は歯髄の脈管組織がエナメル質を通してピンク色に現れ，この現象をピンクスポット（pink spot）と名付けている．

　とくに乳歯の生活歯髄切断処置時に水酸化カルシウム製剤を使用した場合に内部吸収が生じるといわれ，生活歯髄切断処置の失敗例に挙げられている．しかし象牙質内部吸収についての詳細は解明されていない．

2 内部吸収の確認

　内部吸収は自覚症状，他覚症状がほとんどないため，他の事例で撮影したエックス線写真より，内部吸収が出現しているのを知ることが多い．そのため歯髄切断部位を定期的にエックス線撮影しないことには発見できない．すなわち定期的なエックス線撮影回数によって発現頻度も異なる．またエックス線写真で確認できる範囲まで拡大されていないと判断できない．水酸化カルシウム製剤による乳歯歯髄切断後の6か月頃から内部吸収が発現する傾向にあるため，まずは6か月でエックス線撮影をされることを勧める．

(1) 内部吸収を確認できたもの

　以前，著者らは臨床で撮影した3歳から10歳の小児のエックス線写真を5,000枚観察した[29),30)]．その中で明らかに内部吸収像として観察できたのは52例（男子22例，女子30例）認めた．乳前歯16例，乳臼歯36例である．52例の内訳は，健全歯4例，齲蝕歯12例，処置歯で36例確認でき，健全歯であっても確認できた．処置歯のうち歯髄切断処置後のものが多く，処置後6〜12か月に多くに認められた．そのうち経過を追った20例のうち，早期で1週間〜6か月（6例），6か月〜12か月（4例），1年〜1年6か月（4例），1年6か月〜2年（2例），2年〜2年6か月（4例）であった[29)]．

内部吸収の問題

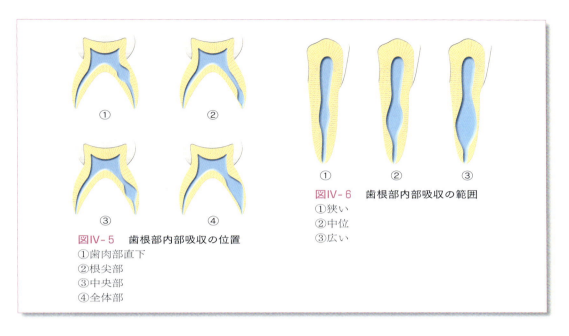

図Ⅳ-5 歯根部内部吸収の位置
①歯肉部直下
②根尖部
③中央部
④全体部

図Ⅳ-6 歯根部内部吸収の範囲
①狭い
②中位
③広い

(2) 内部吸収の位置と範囲

臨床的にみた内部吸収の位置と範囲は前記の52例のうち，位置については歯肉部から歯根中央部の位置が13例，歯根中央部が19例と多く認めた．また，歯髄処置を行った23例は各部位に認められ，生活歯髄切断処置後の内部吸収の位置は歯髄切断部に11例，中央部6例，根尖部6例を認めた(図Ⅳ-5)[29]．範囲については52例中狭いもの9例，中等度のもの18例，広いもの25例に認められた(図Ⅳ-6)．

3 内部吸収の原因

内部吸収の原因については，いまだ不明であるが，乳歯生活歯髄切断処置後の経過として，とくに水酸化カルシウム製剤の失敗例の多くは内部吸収といわれている．著者らは酸化亜鉛ユージノール製剤，FC法(ホルモクレゾール)の切断糊剤にも内部吸収を認めている．これは歯髄切断という行為が歯髄に対し傷害(外傷)を与え，歯髄の変性および切断後の治癒過程に異常を惹き起こすのではないかと考えている．また歯髄の変性によって，歯髄に増殖性の炎症を惹き起こし，歯髄の一部が肉芽組織に変化する．そして象牙質側に破骨(歯)細胞が出現し，歯髄内から象牙質を吸収していくと考えられる．いったん内部吸収が起こると吸収は増大するため，早期に乳歯を脱落させてしまうことになる．このため抜髄処置をする必要がある．

＜破骨（歯）細胞の存在＞

　内部吸収に接している組織を観察すると，肉芽組織，萎縮組織，壊死組織とこれらが混在したものに分けられる．著者らの観察結果[29),30)]では，水酸化カルシウム製剤，FC製剤ともに吸収窩の組織の大部分は肉芽組織で占められ，次いで壊死組織および肉芽組織と壊死組織の合併が認められた．萎縮組織はFCに肉芽組織との合併の1例であった．経過日数からみると，肉芽組織は7日以降に多くなり，肉芽組織と壊死組織および壊死組織は3週間以降に多く，水酸化カルシウム製剤では4〜5週，FC系剤は5〜6週間に最も多く認められた．肉芽組織は炎症性，幼若性，線維性および歯根膜性に区別できる．また円形細胞，破歯細胞，および血管の程度により（−）（＋）（卅）に分け観察すると，とくに著しく破歯細胞が認められたのは幼若性肉芽であり，次いで炎症性，線維性，歯根膜性の順であった．毛細血管も幼若性肉芽に著しく，次いで炎症性，線維性の順であった（表Ⅳ-7）．また水酸化カルシウム製剤は幼若性の肉芽組織が多く，FC製剤は線維性の肉芽組織が最も多く認められた．この実験から，内部吸収の存在は破骨（歯）細胞によるものと推察される．初期吸収（炎症性）の辺縁部は吸収に先立ち血管の分布が著しいのが認められ，破骨（歯）細胞が現れる前に吸収現象を認めることはなかった．歯髄切断処置後に機械的障害，消毒剤や切断糊剤や貼付剤の薬物刺激により炎症を誘発する危険性が高く，また歯髄の治癒機転に肉芽組織から破骨（歯）細胞が発生し，内部吸収を惹き起こすことが考えられる．図Ⅳ-7に示すように，乳歯の生理的歯根吸収像と内部吸収由来の吸収像において，破骨（歯）細胞の存在および吸収形態は同じメカニズムであることが観察される．これにより歯の内部吸収を惹き起こすメカニズムの一端が検索できたと考えている．

　参考として，ヒトの歯で内部吸収を病理組織的に観察できた資料を図Ⅳ-8に示す[21),29),30)]．

表Ⅳ-7　内部吸収窩の肉芽組織像

細胞・血管 肉芽組織	円形細胞			破歯細胞			血管		
	−	＋	卅	−	＋	卅	−	＋	卅
炎症性		5	12		3	14	1		16
幼若性 （増殖性）		12 (1)	39 (6)	5 (5)	12 (2)	34		11 (4)	40 (3)
線維性		21	32	10	34	9	1	41	11
歯根膜性		5	6	4	6	1		11	
TOTAL		43	89	19	55	58	1	64	67

内部吸収の問題

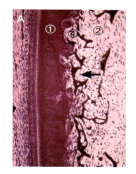
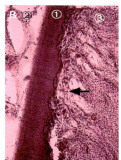
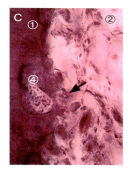
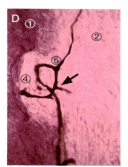

図IV-7 歯根部象牙質の吸収像（矢印部）（幼犬）
①象牙質，②歯髄，③歯根膜，④吸収窩，⑤血管
A：内部吸収像（象牙質内の破歯細胞と血管の状態）
B：生理的歯根吸収（歯根の破歯細胞の状態）
C：内部吸収の吸収窩の破歯細胞の状態
D：内部吸収の吸収窩の血管の状態

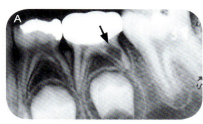
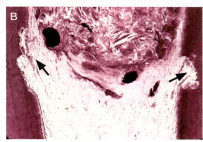
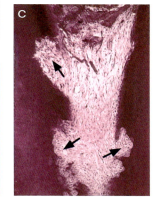
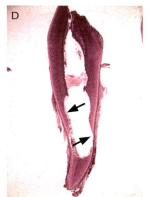

図IV-8 ヒト乳歯の内部吸収（矢印部）
A：エックス線内部吸収像（第二乳臼歯遠心根）
B：歯髄切断部初期の内部吸収像
C：歯髄切断からの歯根部にみられる内部吸収像
D：内部吸収した抜去乳歯

3 庇蓋硬組織の形成

1 庇蓋硬組織とは

　庇蓋硬組織とは，一般に歯髄切断処置時に水酸化カルシウム製剤を用い，その作用によって，治癒過程に硬組織を形成する．この硬組織を庇蓋硬組織またはデンティンブリッジ（Dentin bridge）と呼んでいる．石灰化した庇蓋硬組織は術後10日で最も旺盛になり，エックス線像として観察できるのは20〜30日以後，切断面が閉鎖されるまで形成される．著者らは乳歯生活歯髄切断処置の研究で，水酸化カルシウム系剤を使用したものをエックス線学的に経過観察した[27),31]．大学臨床で行った100例に対して，庇蓋硬組織が観察できたのは切断処置後12か月未満に31例38根管で，それらについて検討した．庇蓋硬組織は生活歯髄切断処置後2か月より認められ，6か月以上8か月未満では14例16根管と多く認められた．生活歯髄切断処置後6か月を経過したものに不良が観察される．また庇蓋硬組織の発現も6か月に認められる場合が多いため，6か月定期検査でのエックス線検査は必要である．

　水酸化カルシウム製剤使用の治癒経過を病理組織像で観察すると，歯髄切断直後の切断面は切断傷による浮腫および細胞の断裂，1日後には切断面表層部に染色性の低下した壊死層がみられる．2〜3日後には壊死層と生活組織の分界線が認められる．1週間後には表層部は無構造な層，その下にヘマトキシリンに濃染した無数の微細粒子層を認め，2週間後にはヘマトキシリンに濃染した線維状構造物を認め，その下に石灰沈着が明らかに認められる．また象牙前質，幼若象牙芽細胞の排列が確認できる．日時の経過とともにその厚さは増大し，6か月後には切断面と歯髄像の間に庇蓋硬組織による隔壁がエックス線写真から確認できる．庇蓋硬組織の下の歯髄像は正常像を呈している（図IV-9,10）[6),27),31]．

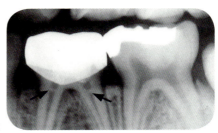

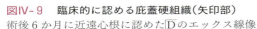

図IV-9　臨床的に認める庇蓋硬組織（矢印部）
術後6か月に近遠心根に認めた D のエックス線像

庇蓋硬組織の形成

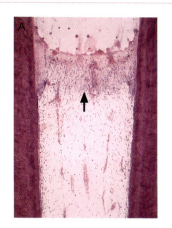
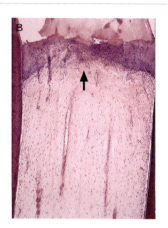
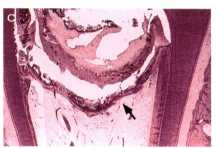
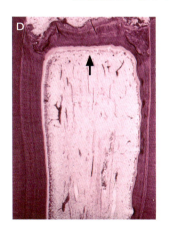
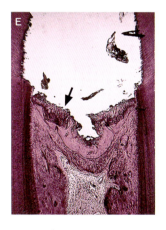

図IV-10　生活歯髄切断(水酸化カルシウム)術後経過
矢印は庇蓋硬組織の形成状態を示す(A〜D：幼犬, E：ヒト).
歯髄像は良好である.
A：術後3日間
B：術後7日間
C：術後60日間
D：術後約2か月以上
E：術後1年5か月以上

V

Root canal treatment of the deciduous tooth

乳歯の根管治療

1 乳歯根の特徴

1 乳歯の特殊性

　乳歯の歯内療法のうち，感染根管処置は小児歯科治療の中でも非常に難しい処置である．それは，歯科治療の中で最も確実性に乏しく，術者自身も自信が持てない処置の一つであるからである．それだけに，診査と診断が重要視され，基本に従って各段階の治療を的確に行うことが，予後を良好にさせ成果を上げることにつながると考える．それに術者自身が感染根管治療に自信を持って行うことである．

　小児歯科の臨床では，乳歯をできるだけ保存することに努めたい．しかし根管内まで歯髄炎になっている場合や感染根管になったときは，止むなく抜髄処置や感染根管処置をせざるを得ない．乳歯の感染根管治療をする場合，ほとんどが歯周組織炎を伴っている感染根管が多い．すなわち，抜髄をして根管充填を行うより，根尖性歯周組織炎の治療をして根管充填を行うケースが多い．最近，歯髄切断処置の経過を恐れ，即時に抜髄処置をする小児歯科医が多いと聞くが残念なことである．抜髄後の根管治療および根管充填と根尖性歯周組織炎の根管治療および根管充填は同じ様式であっても，その治癒経過および予後は異なる．また，永久歯に比べ乳歯という特殊性からエックス線検査で根周囲に比較的大きい病巣を認めても，根管治療によって回復する場合があるので，すぐに外科的処置をせず，感染根管処置をしてみる価値はある．

2 乳歯根の形態

　一般的に永久歯根に比べ歯冠長に対し歯根長が長く圧平されている．乳前歯歯根は唇舌的に根中央部より唇側に彎曲している．乳臼歯歯根は著明に離開し，下顎乳臼歯の近心根は彎曲が強い．乳前歯は単根，上顎乳臼歯は口蓋側1根と頬側根2根である．下顎乳臼歯は近心側根1根と遠心側根1根である（表V-1，図1，2）．

　乳歯は歯種によって歯根吸収時期が異なる．一般に乳前歯は歯根の唇側面より舌側面のほうに吸収機転が活発であり，上顎乳臼歯は舌側根と頬側根の吸収はそれぞれ異なり，下顎臼歯部の多くは遠心根から吸収が開始され，増齢に伴い生理的に吸収していく（表V-2）．

乳歯根の特徴

表V-1 乳歯の咬頭・根・根管数[6),34]

	歯 種	咬 頭	根	根管
上 顎	前歯部	／	1	1
	第一乳臼歯	3(2〜4)	3	3
	第二乳臼歯	4	3	3
下 顎	前歯部	／	1	1
	第一乳臼歯	5(4〜6)	2	2(2〜4)
	第二乳臼歯	5(5〜6)	2〜3	2(2〜4)

表V-2 乳歯の歯根吸収と脱落期[6),34]

	歯根完成期	歯根吸収開始期	脱落期	治療時期
乳中切歯	1.5年	4年	6〜7年	2〜4年（約2年間）
乳側切歯	2年	5年	7〜8年	2〜5年（約3年間）
乳犬歯	3.5年	8年	10〜11年	3〜8年（約5年間）
第一乳臼歯	2.5年	7年	9〜10年	3〜7年（約4年間）
第二乳臼歯	3年	8年	10〜11年	3〜8年（約5年間）

図V-1 永久歯の上顎左側中切歯根と乳中切歯根の唇面観の比較
乳歯を永久歯と同じ長さに対比してみると，乳歯根は歯冠長に対し歯根長が長く，近遠心径が狭い．

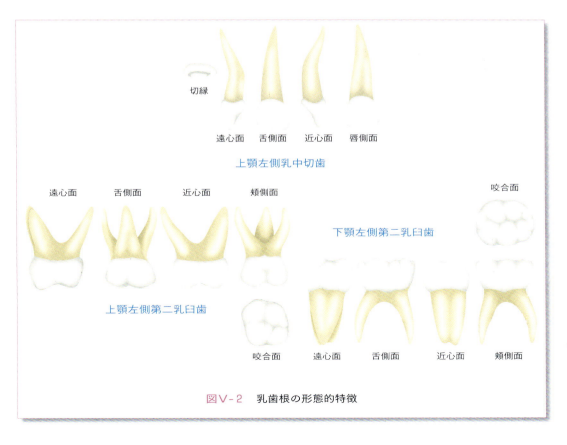

図V-2 乳歯根の形態的特徴

3 | 歯髄腔の形態

　黒須らは抜去乳歯から各歯根歯髄腔の透明標本を作製し，根管の形態を単純根管，分岐根管，および側枝状態を分類し観察した[32)～34)]．結果，上顎乳犬歯はほとんど単純根管で分岐根管はごくわずかに認めた．下顎乳犬歯はすべて単純根管であった．一部に側枝が根尖部に認められた．上顎第一乳臼歯は3根管で近心根，遠心根，口蓋根ともに単純根管で側枝の出現状態には差がなかった．下顎第一乳臼歯は2根管で近心根のほうが遠心根よりも複雑化していた．下顎第二乳臼歯は2根で近心根のほうが遠心根に比べて複雑化している．上顎第一乳臼歯と下顎第一乳臼歯と比較すると，根管および側枝の状態も下顎臼歯部のほうが複雑な形態のものが多く観察された．下顎乳臼歯は下顎第一，第二乳臼歯を比較すると，第二乳臼歯遠心根，第一乳臼歯近心根，第一乳臼歯の遠心根，第二乳臼歯遠心根の順に分岐や側枝が多く，複雑な形態を示していたと記載している（図V-3，4）．

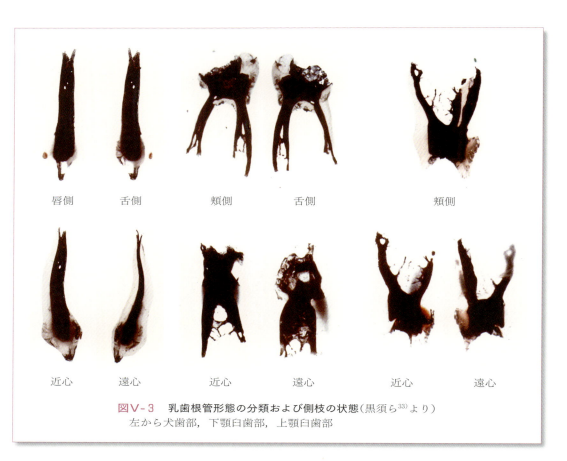

図V-3　乳歯根管形態の分類および側枝の状態（黒須ら[33)]より）
　左から犬歯部，下顎臼歯部，上顎臼歯部

乳歯根の特徴

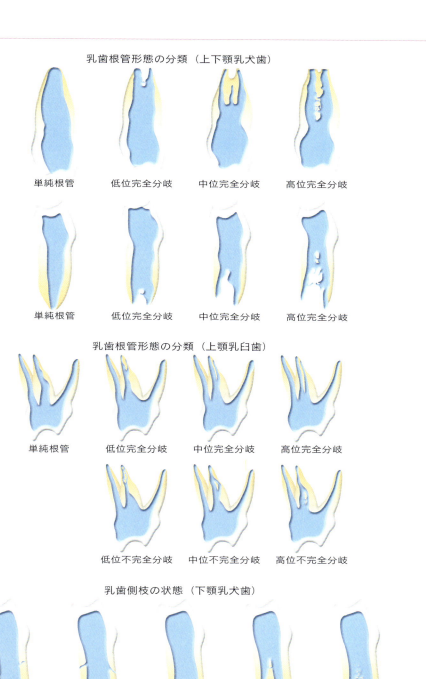

図Ⅴ-4　根管形態の分類（A, B）および側枝の状態（C）（黒須ら[33]）より）

2 乳歯の感染根管処置

1 乳歯の抜髄処置

【目　的】
　歯髄感染根管治療の一つである乳歯歯髄炎の歯髄抜髄処置は，炎症が根部歯髄にまで波及しているもので，低位の生活歯髄切断処置も不可能なケースに対して，歯髄を完全に除去し根管充填を行う療法である．
　一般的に永久歯では生活歯髄切断処置の成功率が低いため，抜髄処置がなされていることが多い．乳歯は生理的歯根吸収によって永久歯に交換させる役目があるため，生活歯髄切断処置を選ぶようにしたい．

【適応症】
　歯髄の炎症が根管口部以下まで波及しているものである．しかし，炎症が冠部に限局しているか根部にまで達しているかを的確に知る方法はない．乳歯歯髄炎からみて，急性化膿性歯髄炎，慢性潰瘍性歯髄炎においては，臨床診断と病理組織診断の不一致性から歯髄壊疽に経過している場合が多いため，抜髄処置を考えてみる．また，患歯の歯根吸収が1/2以下であることを前提に，齲蝕が3度の硬組織疾患であり，自覚症状，他覚症状を有しているもの（急性化膿性歯髄炎），齲蝕が露髄して開放性の齲蝕であり細菌感染が著しいが，歯髄が生活状態にあるもの（慢性潰瘍性歯髄炎），その他生活歯髄切断処置後の予後不良なものである．

【第二次診断】
　よく乳歯の歯髄炎で生活歯髄切断処置をしたほうがよいのか，抜髄したほうがよいのか戸惑うことが多い．著者は生活歯髄切断時に切断部の出血状態によって行う第二次診断を応用することを勧める．これは実験的に血液診断および病理組織像の観察による結果である．切断部の出血が止血できない場合の歯髄炎は根部まで炎症が波及していることが多いため，抜髄処置を行うほうが得策である．乳歯では少ないが，壊疽性歯髄炎のように根尖部に歯髄の残髄を認め，歯髄炎の症状がある場合は抜髄処置を行う（図Ⅴ-5）．一般的に抜髄処置の適応は患歯の歯根吸収また歯周組織炎の程度が軽度であること．

【エックス線検査】
　根管治療はデンタルエックス線写真の観察によって行うが，近遠心的根管形態を立体的に観察できない．エックス線写真では根管の形態は単純ように見えても，実際の乳歯根は彎曲，屈曲した形態また副根，側根もあり，透明標本に示す通りである．最近では三次元的にエックス線撮影もされるが，一般的にはあまり利用されていない．

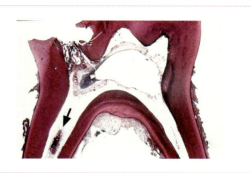

図Ⅴ-5　壊疽性歯髄炎の病理組織像
乳歯では壊疽性歯髄炎は少ない．この症例では，歯髄は死活状態で根尖近くに歯髄組織を認め（矢印）疼痛があると思われる．

2 │ 乳歯の抜髄法と根管清掃法

　麻酔下で行う注射抜髄法における術式は永久歯に準じる．感染根管のように根管内が著しく汚染されていないため，組織溶解剤（次亜鉛素酸ナトリウム）と過酸化水素水でよく清掃し，根管壁や根尖孔付近の副根管および側根の軟組織を溶解する．永久歯と同様にクレンザー，ファイル，リーマーなどの機械的清掃をする．根尖孔の清掃には注意し根尖孔外に出ないようにする．根管測定器を利用するとよい（⇒ p.53参照）．

3 │ 乳歯の感染根管処置

　歯髄全体が炎症を起こし，根尖歯周囲組織にまで罹患している根管の治療である．乳歯の感染根管治療には患歯の臨床的価値を見定める必要がある．たとえば永久歯に交換する時期を考え，患歯を保存する必要性がない場合，歯根吸収が著しい場合，また完治の見通しのないもの，患児の健康状態が悪く治療に耐えられないケースは適応でない．

【適応症】
　慢性化膿性歯周組織炎および急性化膿性歯周組織炎に罹患している乳歯の感染根管は，年齢的にみて歯根吸収の安定期で歯根が 2/3 以上あるものが望ましい．そのうえ，患児および保護者の協力，ラバーダム防湿の可能性も考慮に入れておく必要性がある．また患歯の崩壊程度，歯肉の状態，エックス線写真からの総合的診断を行ったうえで適応症を定める．根尖病巣の大きいものや歯の動揺や根吸収の著しいもの，内部吸収により歯根が分離しているもの，感染病巣によって永久歯歯胚に障害を及ぼす危険性のあるものは禁忌とされている．しかし，不可能であっても全身的出血素因のある患児や咬合誘導上，抜歯時期を遅らせるものは根管治療をする場合がある．各種の感染根管の状態を図Ⅴ-6に示す．

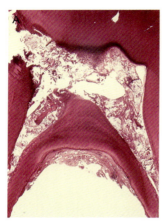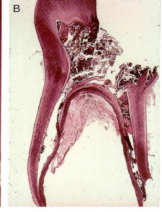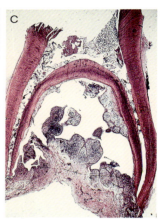

図Ⅴ-6　各種感染根管の病理組織像
A：歯冠部および根管内まで感染している感染根管
B：根尖孔まで罹患している感染根管
C：根尖病巣を持つ感染根管

【根管治療法】
　①初回時
　　急性症状のある感染根管治療の場合は，初回から根管内の機械的処置は避ける．まず，齲窩と歯髄内の汚物を除去する程度にして，根尖孔までの拡大はせず，歯髄や壊死組織の除去を行い，CC綿球かFC綿球を髄室に置き仮封して感染根管治療を終える．慢性症状のある感染根管治療の場合は，症状も軽度で自覚症状も少ないときは初回時から再来時の治療を行う．
　②再来時
　　一般に3日後に来院させ，症状が消退していれば，エックス線写真により観察し根管内の機械的清掃を行う．これにはリーマーやファイルなどを用いて拡大し，根管壁の機械的清掃と根管充填剤を挿入し易くする目的で行う．後に根管内容物，とくに腐敗異物，壊死組織，膿性滲出物，血液などの除去を行う．これに使用する清掃剤として，次亜鉛素酸ナトリウム，過酸化水素水，ヨード剤などがある．
　③次回時
　　3～4日後に来院させ，症状がなく経過が良好であり，そして根管内の状況もよければ根管充填が可能である．まだ他覚症状があり根管内の状態も不良な場合は，そのまま根管治療を続ける．しかし，5回以上に及ぶ場合は再診査をし，その結果，治療の見通しがない場合は外科的処

置に移行したほうが得策である(表V-3, 4)．また，感染根管治療の経過症例を図V-7～10に示す．

【感染根管治療の1回療法】

　臨床上永久歯の治療法で，感染根管を1回で根管充填を行うことがよいと一部でいわれている．しかし，この背景には根管部の病巣と生体防御反応によってバランスが取れたときに，効果が上げられるという考え方である．乳歯は処置時の防湿や仮封などが難しく，また根管には副根管や側枝の根管など多く，それに乳歯根の吸収など考えると，永久歯の場合と条件が違い，1回で根管充填するのは危険性が大きいと考えている．

　一方，根管治療の回数を重ねることによって，根管治療の操作上のミスも重なり，根尖病巣を増悪させることも考えられる．山口ら[20]は乳歯の根管治療を1回で終了してよい効果を上げ推奨している．この条件には根管内の感染が著しくないこと，エックス線写真で水平的吸収がみられないことを上げている[19),20),32),34]．

表V-3　病名別臨床成績[32]

診　断　名	症例数	良	不　良
慢性化膿性歯周組織炎	55	40(73%)	15(27%)
急性化膿性歯周組織炎	13	11(85%)	2(15%)
歯　髄　壊　疽	10	10(100%)	0(0%)
急性化膿性歯髄炎	14	13(93%)	1(7%)
慢性潰瘍性歯髄炎	8	7(88%)	1(12%)
計	100	81(81%)	19(19%)

表V-4　治療回数別臨床成績[32]

診　断　名	回数症例	1	2	3	4	5	6	7	8	9	10	平均
慢性化膿性歯周組織炎	40		1	14	8	11	4	1		1		4.3
急性化膿性歯周組織炎	11			2	6	2	1					4.2
歯　髄　壊　疽	10		1	5	3	1						3.4
急性化膿性歯髄炎	13		3	5	5							3.1
慢性潰瘍性歯髄炎	7		3	2	2							2.8
計	81	0	8	28	24	14	5	1	0	1	0	

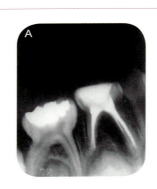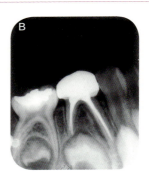

図V-7 感染根管治療の経過症例（下顎第一乳臼歯）
A：術後の状態
B：3か月経過の状態

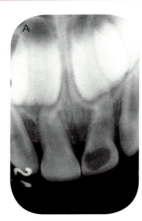
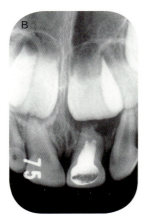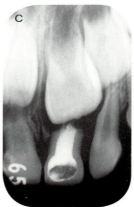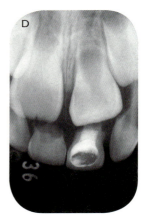

図V-8 感染根管治療の経過症例（上顎乳中切歯）
A：初診時　　　B：根管充填時
C：術後6か月　D：術後1年6か月

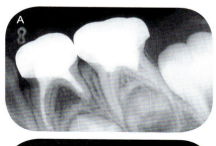
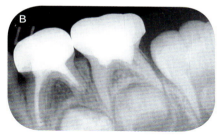
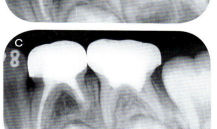
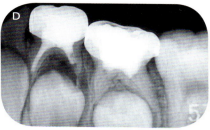

図Ⅴ-9　感染根管治療の経過症例（下顎第一乳臼歯）
A：根管充填時　　B：術後1か月
C：術後6か月　　D：術後1年6か月

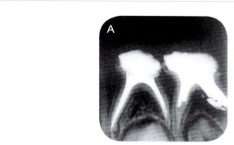
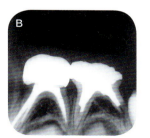
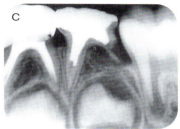
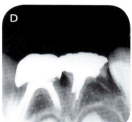

図Ⅴ-10　感染根管治療の経過症例（下顎第一乳臼歯および下顎第二乳臼歯）
A：根管充填時　　　B：術後8か月
C：術後1年6か月　　D：術後2年2か月

3 乳歯の根管充填

1 根管充填剤

　根管充填は根尖部歯周組織と外界とを完全に遮断し，根尖部の組織の治癒を図る処置である．感染根管，または抜髄根管であっても，根管充填剤は同じものが使用されている．しかし，抜髄時の根管充填は根尖部に残髄もあり得るので，水酸化カルシウム製剤を用いるのが得策である．最近では，吸収性と非吸収性の根管充填剤があり，乳歯は吸収性のものを用いている．なぜなら乳歯根は生理的に歯根吸収するため，根管充填剤も同じように吸収していくものが必要である．それには糊剤系の薬剤がよい．これは永久歯の根管充填とは根本的に異なる．

（1）水酸化カルシウム系根管充填剤
　現在，乳歯の根管充填剤として最も多く使用されている．吸収性の薬剤で，治癒経過も良好で乳歯根の吸収と同時に吸収する．しかし，乳歯根の吸収より根管充填剤のほうが先行して吸収する場合がある（図Ⅴ-11）．

（2）ガッタパーチャ系根管充填剤
　この根管充填剤は吸収性がなく，乳歯根のみが吸収しガッタパーチャが根尖部歯周組織に残存する．以前にオブチュレーションガッターという，軟性のガッタパーチャを乳歯の根管充填剤に応用している報告があった．しかし現在では，ガッタパーチャ系根管充填剤は乳歯の根管充填剤としては不適切であると考える．

（3）酸化亜鉛ユージノール系根管充填剤
　根尖部歯周組織にこの根管充填剤が接すると，その組織に慢性炎症を伴うことが多く，また乳歯根の吸収に伴って残存する傾向にある．吸収性の少ない薬剤であるため推奨できない．

（4）ヨードホルム系根管充填剤
　以前は臨床的によく使われている薬剤であるが，現在では使用されることが少ない．糊剤であり吸収性もあるが流動性がなく，気泡が入り易く緻密性に欠けている．歯根吸収より遅れて吸収する傾向にある．

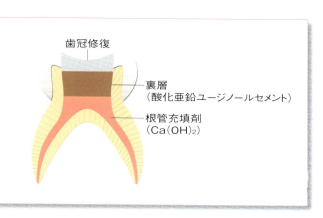

図V-11 水酸化カルシウム製剤による根管充填

2 根管充填法

(1)レンツロ法

低速ハンドピースでレンツロを回転して，根管内に充填剤を送り込む方法である．ゆっくり徐々にしないと気泡が入り易いので注意すること．

(2)加圧注入法

シリンジに入れた根管充填剤を加圧して根管内に注入する方法である．これは根尖部より充填されて行くので，気泡や死腔をつくりにくいが，強圧で注入すると根尖部より根充剤が溢出してしまうおそれがある．

その他，ポイント法があるが，乳歯には使用されない．

根管充填の時期は？
(1)患歯の自覚・他覚症状の消滅
(2)歯周組織(歯肉，瘻孔，腫脹)の炎症治癒
(3)歯根病巣の消退
(4)根管内が清潔であり，無菌状態で細菌検査も良好
(5)その他の目安
　・根管内が無臭で漿液性の場合根管充填処置は可能．
　・有臭で膿性の滲出液の場合は急性および慢性炎症がある．
　・出血性では根尖部に肉芽様物質の形成がある．
　・粘液性では嚢胞様物質の形成がある．
　・膿性の滲出液から漿液性に変わり，また滲出液の量も軽減した場合は根管充填の時期．
などが乳歯の例においても考えられる(福地[35])．

4 感染根管治療の経過と予後

1 予後に影響するもの

　感染根管治療の予後の問題は抜髄時の歯髄炎の状態，または抜髄後の根管充填の状態によって変わってくる．小児歯科臨床において，根管充填後エックス線写真で観察すると，根尖部まで根管充填がされているのは少なく，オーバーフィリング（過剰充填）かアンダーフィリング（不足充填）のどちらかで，ジャストフィリング（根尖部充填）は大変少ない．オーバーフィリングの場合，吸収性の根充剤では過剰部が吸収されているケースが多い．そしてエックス線の経過所見では根尖部は正常像を認めるものが多い．また経過中の予後については，根尖性歯周組織炎を伴う感染根管より抜髄根管における根管充填歯のほうが，後継永久歯の発育に対する障害および永久歯との交換に影響を及ぼすことは少ないと考える．またアンダーフィリングの場合は，根充剤不足部に歯根膜組織の介入をみる場合がある．また，根管充填後の後継永久歯の発育状態をみると，歯根病巣が消滅するに従い，根管充填歯にかかわらず，正常に発育すると考える（図Ⅴ-12）．

　松村[36),37)]は幼犬乳歯の実験的研究で，各種の根管充填剤を根管充填して乳歯根の吸収状態を観察した．その結果，水酸化カルシウム系根管充填剤では，健全歯と同様に根尖部からの吸収形態が多く，ヨードホルム系根管充填剤では，根尖部の歯質の吸収初期は根管充填剤の吸収は認められない．その後歯質の吸収が先行して，遅れて根管充填剤が吸収する場合が多い．酸化亜鉛ユージノール系根管充填剤では，根尖部の吸収

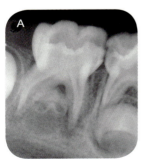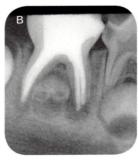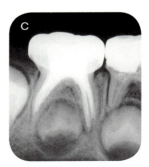

図Ⅴ-12　乳臼歯（下顎第二乳臼歯）の根管充填と後継永久歯（下顎第二小臼歯）の発育症例
A：根管充填直前の後継永久歯の発育状態
B：根管充填1か月後の後継永久歯の発育状態
C：根管充填1年8か月後の後継永久歯の発育状態

感染根管治療の経過と予後

図V-13 根管充填後の乳歯根の吸収状態（右側：歯胚側，左側：根外側）（松村[36),37)]より改変）
a型：歯質の吸収と根管充填剤の吸収がほぼ同調し，根尖部に吸収が限局するもの．
b型：歯胚側の歯質の吸収が先行するもの．
c型：根尖部での吸収が少なく，歯胚側ならびに根外側の歯質の吸収が先行するもの．
d型：歯質の吸収が先行して根管充填剤が突出しているもの．

はみられず歯根吸収が先行するが，充填剤の吸収は少ない．オブチュレーションガッターの根管充填剤の吸収はみられず残存し，そして歯質の吸収は先行するが，その吸収はあまり著明ではない（図V-13）．すなわち，4種類の根管充填剤の歯質の吸収状態は水酸化カルシウム系のものが比較的吸収がよく，次いでヨードホルム系である．ユージノール系は吸収が緩慢であり，ガッタパーチャ系はほとんど吸収を認めない結果を示している．

以上，臨床上または幼犬乳歯の研究からも，小児歯科臨床では，水酸化カルシウム系根管充填剤が現状では最適であると考える．しかし，歯根吸収と同時に根管充填剤も吸収でき，周囲組織に親和性のある薬剤の改良が期待される．

Question 根管充填後の経過観察と定期検診の目安は？

感染根管病巣の状態，歯の萌出および交換時期，根吸収の状態によって異なる．また根充剤の性状によっても異なる．乳歯の場合，永久歯に比べ比較的大きい病巣がエックス線写真で観察されても，治癒する可能性が高いので，一度は根管治療をしてみる価値はある．病巣は早いものは3週間程度で縮小および消失することがあるが，根管充填後6か月の観察は必要である．根管充填は根尖までの充填が理想であるが，もし根尖部より溢出した場合，吸収性の薬剤であれば2～3か月で吸収し，正常に歯根吸収している像を経験している．症状があり病巣の大きいものは2～3週間でエックス線検査をするとよい．経過が良ければ6か月の定期検診でよいと考える．

VI

Endodontic treatment of the immatured permanent tooth

幼若永久歯の
歯内治療

1　幼若永久歯の歯髄処置

1　幼若永久歯とは

　小児歯科臨床における幼若永久歯とは，一般に歯質は幼若であり歯根は発育途上にある根未完成永久歯をいう．エナメル質の石灰化も未熟で，口腔内の唾液に触れることによって成熟していく，また根の形成も順調に成長していく．この時期に幼若永久歯が齲蝕に罹患すれば，歯質の石灰化が軟弱であるため，齲蝕の進行も速く，広く深く齲蝕は波及していく傾向にある．とくに第一大臼歯は乳歯列の口腔内に最初に萌出するため齲蝕に罹患し易い．まずは予防（シーラントおよびフッ素）に注意することである．そして幼若永久歯が齲蝕になった場合，可及的に歯髄の保護に努める処置をするように心掛ける．そのために，齲蝕の早期発見，早期治療はもちろんだが，歯髄切断処置や抜髄処置に至らないようにすることである．すなわち，歯髄にタッチしない間接覆髄処置で終わりたいものである．

2　覆髄法

　覆髄法の意義は，歯髄を生活状態に保存する目的で，外来刺激による歯髄のダメージを少なく，また刺激を遮断し，第二象牙質（第三象牙質）の形成を促進させることにある．歯髄処置の中での覆髄法は，歯冠部歯髄の一部に軽度な歯髄炎に罹っている場合に用いられる処置で，象牙質を介して間接的に歯髄を保護する間接覆髄法と直接歯髄に薬物を貼布して歯髄を保護する直接覆髄法がある．

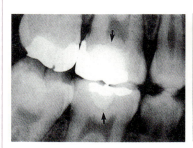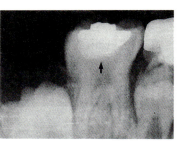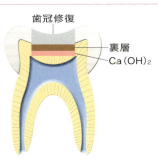

図VI-1　間接覆髄法[19]
　　齲窩の開拡後，歯髄に間接的に水酸化カルシウム（$Ca(OH)_2$）製剤で一層貼布し（矢印），その上に酸化亜鉛ユージノールセメントで裏層して歯冠修復する．

（1）間接覆髄法
【目　的】
　これは齲蝕（感染象牙質）を除去して冠部歯質が薄くなった場合，覆髄剤で一層の保護層を作り，外来刺激を遮断し歯髄を保護する処置である．
【適応症】
　齲蝕が歯髄に接近しているが歯髄に病変が認められないもので，覆髄処置によって歯髄組織が保護できるもの（自覚症状や他覚症状のある場合は適応外）．一方，浅い齲蝕で窩底と歯髄に介在する健康象牙質が厚い場合は覆髄処置をすることなく歯冠修復処置をしてもかまわない．
【術　式】
　通常の術式としては，齲蝕は歯髄に達していない場合が多いので，齲蝕を切削器具によって拡大し，感染象牙質を完全除去する．窩洞内をよく清掃消毒し，窩底全体に流れの良い薬剤（水酸化カルシウム製剤）で一層貼布する．その上に酸化亜鉛ユージノールセメントを貼布し修復する（直接歯冠修復をしてもかまわない）．深いと思われる窩洞は水酸化カルシウム製剤を貼布するほうが得策である（図Ⅵ-1）．

（2）暫間的間接覆髄法：IPC（Indirect Pulp Capping）法
【目　的】
　これは感染象牙質が深部まで達しており，除去すれば露髄の可能性が高いもので，露髄を避けるために応用される方法である．
【適応症】
　臨床症状がなく，歯髄が幼若であること，そして齲蝕の窩底部の軟化象牙質の再石化および第二象牙質の形成が期待できるものである．
【術　式】
　この処置は歯髄を生物学的修復の上に立って，歯髄を保護するもので，2回の術式にわたって処置をする方法である．
＜第1回＞
　局所麻酔後ラバーダム防湿を行い，切削器具でフリーエナメルを除去する．低速器具およびスプーンエキスカベーターで感染象牙質を除去する．その際，齲蝕層の表在層，中間層のあたりまで除去して深層の軟化牙質は残しておく．決して露髄をさせてはいけない．一般的に齲蝕部の深層軟化牙質は細菌感染も少なく，再石灰化をする可能性が高いと考えられている．窩底下の象牙質を清掃消毒し，流出性の良い水酸化カルシウム製剤で覆髄をする．その上に酸化亜鉛ユージノールセメントで仮封し歯髄を保護する．必要に応じて暫間的に歯冠修復をする場合がある．

＜第2回＞
　処置した歯は早くても2か月，長くて6か月以内に診査する．普通は3か月頃が適当であるといわれている．その際，臨床症状はなく，エックス線写真にも異常が認められなければ，窩底下に残した感染象牙質を除去する．そのときも露髄しないように注意する．もし残っている象牙質が少し変色していても，硬度があれば歯冠修復のための窩洞形成をしても差し支えないと考えている．

　以上注意しなければならないことは，感染象牙質は完全に除去することは原則であるので，感染象牙質を残留してもよいという考え方はふさわしくない．あくまでも幼若永久歯で根未完成歯である場合に限る療法である（図VI-2）．

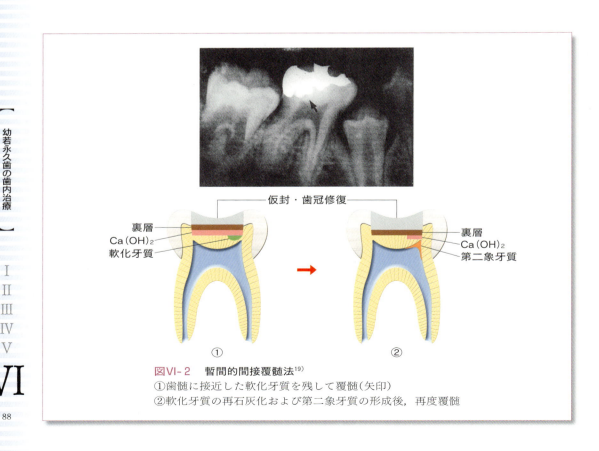

図VI-2　暫間的間接覆髄法[19]
①歯髄に接近した軟化牙質を残して覆髄（矢印）
②軟化牙質の再石灰化および第二象牙質の形成後，再度覆髄

（3）直接覆髄法

【目　的】

　これは，齲蝕による露出歯髄や窩洞形成時の機械的露髄および歯の破折による外傷性露髄の軽度なものであり，炎症の波及がないと考えられるものに，直接歯髄に薬物を貼布して歯髄の保護を図る処置である．

【適応症】

　幼若で根未完成永久歯に適応される．臨床上，危険性が大きいため直接覆髄処置をするケースは少ない．それは，適応症の診査が難しいことにある．診査には露髄面からの出血状態を十分に確認する．止血できないもの，露髄部の範囲が1〜2mm以上あるもの，露髄部が2時間以上口腔内に放置されている場合は要注意である．また，露髄面をエキスカベーターで少し拡大し，組織溶解剤（次亜塩素酸ナトリウム）と過酸化水素水でよく洗浄することが肝心である．この露髄部を庇蓋硬組織で閉鎖させたいため水酸化カルシウム製剤を用いるとよい．

【術　式】

　局所麻酔後ラバーダム防湿を行い，患部の露髄面を洗浄する．外傷による露髄は生理的食塩水および2％過酸化水素水で丁寧に洗浄する．露髄面をエキスカベーターで拡大し，次亜鉛素酸ナトリウムと過酸化水素水でよく洗浄すること．その後覆髄剤を露髄面および窩底面全体に貼薬する．この場合は庇蓋硬組織の形成を促すことを期待して水酸化カルシウム製剤を使用する．その後酸化ユージノールセメントで裏層をして歯髄を保護する．経過を観察し1〜2か月後に診査する．臨床症状およびエックス線検査で異常がなければ歯冠修復をする（図VI-3）．

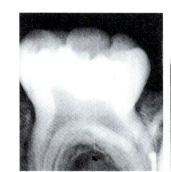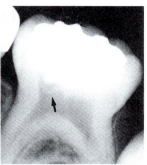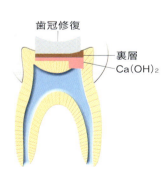

図VI-3　直接覆髄法[19]
A：術前
B：処置後7か月．庇蓋硬組織の形成（矢印）

3 | 歯髄掻爬術

【目　的】
　歯冠部歯髄を部分的に切断する療法である．生活歯髄切断処置は冠部歯髄を全部切断除去するが，これは異なり露髄部の歯髄を一部掻爬して，後は直接覆髄法とまったく同様である．

【適応症】
　直接歯髄覆髄法と同様であるが，露髄部が広くなく，露髄部からの出血を認めないものに適応する．

【術　式】
　局所麻酔後ラバーダムにて防湿をする．露髄面をよく洗浄し，露髄面を少し拡大させ，露髄部歯髄を鋭利なスプーンエキスカベーターによって歯髄組織を掻爬除去する．その後出血状態を観察し次亜鉛素酸ナトリウムと過酸化水素水でよく洗浄する．あとは直接覆髄法と同様である．一方スプーンエキスカベーターで掻爬をせずケミカルサージェリー法を使用してもよい．これは露髄部の歯髄組織を次亜鉛素酸ナトリウムでよく撹拌し数回繰り返す．その後，過酸化水素水で中和する．そして歯髄組織の一部を溶解させ，覆髄剤を貼薬する．この場合も庇蓋硬組織の形成を期待して，水酸化カルシウム製剤の使用を勧める．術式は直接覆髄法と同様である．この処置は経過を十分に観察することが大切である．とくに1～2か月の経過が必要で，6か月後に臨床症状やエックス線検査に異常がなければ効果が良いと推察できる（図Ⅵ-4）．

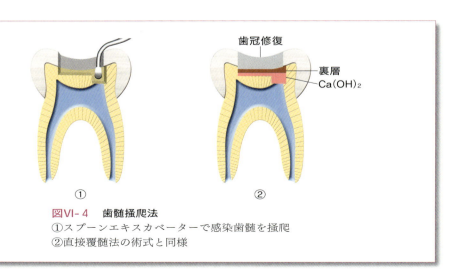

図Ⅵ-4　歯髄掻爬法
①スプーンエキスカベーターで感染歯髄を掻爬
②直接覆髄法の術式と同様

4 生活歯髄切断法

　幼若永久歯は歯質が幼若で根未完成歯であるため，歯髄を生活状態に保護し，正常な歯質および根の形成を配慮しなければならない．方法は乳歯の場合と同様である．また庇蓋硬組織の形成を促す水酸化カルシウム製剤を使用することである．幼若永久歯の歯髄処置は最悪でも歯髄切断療法で終わりたい．

【目　的】
　齲蝕が大きく冠部に歯髄炎を伴い，歯根が未完成状態である場合．とくに幼若な永久歯（根未完成歯）のため，診査・診断には注意すること．歯髄は幼若なため生活力は旺盛であり，回復力も高いと考える．根部歯髄まで感染していなければ，切断部の庇蓋硬組織の形成を期待して水酸化カルシウム製剤を用いる．

【適応症】
　冠部歯髄に限局した歯髄炎で急性単純性歯髄炎，慢性単純性歯髄炎（深在性齲蝕），急性化膿性歯髄炎（軽度）および外傷による破折，露髄などに用いる．

【術　式】
　乳歯生活歯髄切断処置に準ずる．とくに切断面からの出血状態に注意すること．2週間〜1か月後に経過観察のため臨床症状とエックス線検査をする．よければ6か月の定期検診でよい．また，根の形成状態に異常がなければ良好である．

幼若永久歯の歯髄処置で留意すべき点は？

　幼若永久歯は根未完成歯であるため，歯科治療後も根の成長に障害を与えない療法を選ぶことが重要である．
・齲蝕予防処置（フッ素・シーラントなど）で終わりたい．
・軽度な齲蝕のうちに早期に処置をする．
・歯髄処置に至らないうちに処置をする．
・歯髄処置の場合は歯髄切断処置で終われる処置をする．
・抜髄処置が必要な場合はApexogenesisの処置を行う．
・感染根管処置が必要な場合はApexificationの処置を行う．
・永久歯であるためできるだけ外科的処置は避けることに心掛ける．
・外科的処置に至った場合は歯列のことを念頭に入れ咬合誘導法を考える．

2 幼若永久歯の根管治療

1 早期治療の重要性

　幼若永久歯が歯髄にまで感染した場合は早期に治療することが望ましい．なぜなら，可及的に歯髄を生活状態に保存したいためである．幼若永久歯は根尖部分が未完成状態にあり，ラッパ状根管を呈し根管孔は大きく血管に富む．また，抜髄処置や根管処置は不確実であるため，適切な処置をしないと，根尖の閉鎖および歯根の発育に影響する．

2 根尖閉鎖術

　これは歯根の根管孔が開大しており，幼若永久歯の歯髄が失活しているケースである．その歯根尖を閉鎖させるための処置である．

【術式（Frank 法）】
　以下の順序で行う．
　①エックス線検査に基づき根尖状態や根周囲状態および根管長を確認する．
　②局所麻酔およびラバーダムによる防湿
　③感染象牙質を完全除去し，天蓋を開放させ歯冠部の歯髄をラウンドバーおよびスプーンエキスカベーターを用いて除去する．
　④ファイルやリーマーによって根管内組織を除去する．その際，根尖部周辺に器具や汚物を溢出させないよう十分に注意する．
　⑤シリンジを用いて根管内を次亜鉛素酸ナトリウム液と過酸化水素水で十分洗浄する．
　⑥根管内を乾燥し水酸化カルシウム（Ca(OH)$_2$）と CMCP（comphorate paramono-chlorophenol）を調整し，根尖部まで根充剤を均一に根管充填をする（水酸化カルシウム系根充剤：ビタペックス®でもよい）．仮封（二重封鎖）剤で密閉する（図Ⅵ-5～7）．
　⑦1週間後来院させ，病状や症状に異常がないことを確かめる．しかし，臨床症状や歯肉部に異常を確認した場合は前回の処置を続ける．そして根尖部が閉鎖するまで経過をみる．
　⑧3～6か月ごとにリコールを行い，根尖閉鎖の状態を精査する．
　⑨根尖の閉鎖を認めれば，ガッタパーチャ根充剤に変える．しかし加圧根充剤を用いた場合は歯根尖が完全に閉鎖されていなくてもそのままでよい．

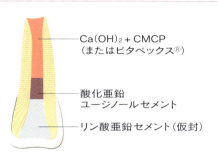

図VI-5　根尖閉鎖術（Frank法）[6),20)]
根管内を乾燥し水酸化カルシウム（$Ca(OH)_2$）とCMCP（comphorate paramono-chlorophenol）を調整し，根尖部まで根充剤を均一に根管充填をする（水酸化カルシウム系根充剤：ビタペックス®でもよい）．仮封（二重封鎖）剤で密閉する．

CMCP 100g 中：

p-m-Chlorophenol	35g
Camphor	65g

p-m-Chlorophenol

Camphor：$C_{10}H_{16}O$

図VI-6　CMCP処方（大森[6),20)]）

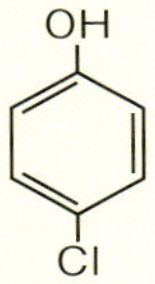

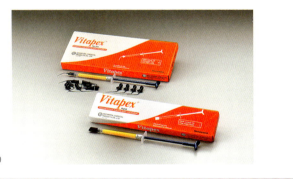

図VI-7　ビタペックス®（ネオ製薬）

以上はFrank法であるが，水谷[38)]は犬幼若永久歯の研究においてビタペックス®を用いた症例で，経過良好例のほとんどは2か月以内に根尖が閉鎖し，過剰な根管充填でも2か月以内に過剰部は吸収してしまうと述べている．このことから加圧根充剤のビタペックス®の応用は可能であると考えられる．しかし，常に処置後のリコールは欠かせない．また根管充填後の充填剤の吸収状態や根尖の閉鎖状態を常に観察する．根管内根充剤が吸収した場合は再根管充填を行う必要がある．

3 幼若永久歯の根管治療の治癒過程

1 歯根尖の治癒過程

歯根尖の治癒過程の形成状態に2つのタイプがある.

(1) Apexogenesis

【目　的】
　これは根未完成の幼若永久歯が感染根管に罹患し，根尖部歯髄が生活状態にある場合，根尖部は開口しているが，その根尖歯髄を保護し，未完成の歯根の発育を促す治療法である．残存歯髄が1/3以下である場合が多いので，問診はじめ臨床診断，歯髄診断およびエックス線診断により精査し，根部の歯髄の状態を把握する．

【治療法】
　治療法は生活歯髄切断法の低位切断に相当する．ケミカルサージェリー法の併用により生活歯髄を根尖部に残すように心掛ける．汚物などをよく洗浄し，庇蓋硬組織の形成と根尖部歯髄の活性を図るため，水酸化カルシウム製剤を貼付し，酸化亜鉛ユージノールセメントで裏層する．効果の目安は1か月後に検査し，良ければ6か月の定期検査で診査すればよいと考える．良好であれば生活歯髄は根尖まで歯質を形成し，正常な形態で根尖部の閉鎖が認められる（図VI-8）．

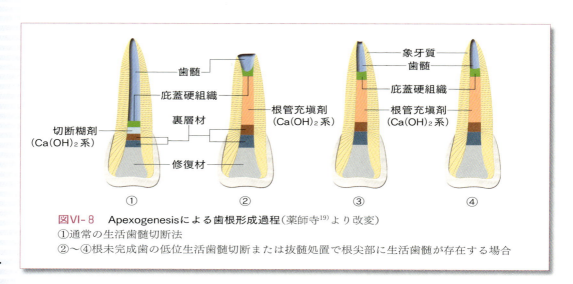

図VI-8　Apexogenesisによる歯根形成過程（薬師寺[19]より改変）
①通常の生活歯髄切断法
②〜④根未完成歯の低位生活歯髄切断または抜髄処置で根尖部に生活歯髄が存在する場合

（2）Apexification

【目　的】

　これは根未完成の幼若永久歯が壊疽性歯髄炎末期および歯髄壊死に罹患し，完全抜髄また根尖まで感染している場合である．そして無髄根管状態で根尖部の閉鎖を試みる治療法である．根尖の形成状態は無髄歯のため，根周囲組織（ヘルトヴィッヒ上皮鞘）によりセメント質および骨様硬組織が根尖部を閉鎖し治癒させる．根尖部はラッパ状に開口しており，とくに根尖部の組織（ヘルトヴィッヒ上皮鞘）に障害を与えないように注意することである．経過は正常根の形成とは異なる．

【治療法】

　治療法として，感染根管治療が良好にでき，Frank法（CMCP）で根尖閉鎖を施してもよいが，薬師寺[19]は水酸カルシウム系根管充填剤（ビタペックス®）で行っても根の閉鎖は認められると記載している．根管充填後，酸化亜鉛ユージノールセメントで裏層する．1か月後に臨床状態とエックス線診査を行う．経過が良ければ，6か月ごとの定期検診を行い，根尖部にエックス線検査で異常がなければ，根尖部が閉鎖するまで置き，確認できた時点でガッターパーチャポイント充填材に置き換える（図Ⅵ-9）．

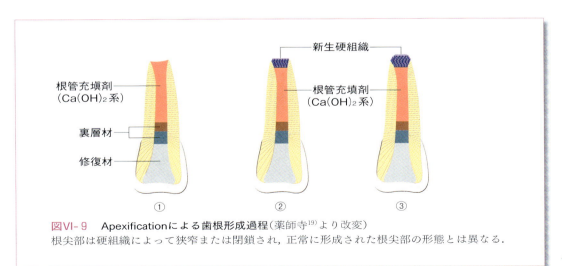

図Ⅵ-9　Apexificationによる歯根形成過程（薬師寺[19]より改変）
根尖部は硬組織によって狭窄または閉鎖され，正常に形成された根尖部の形態とは異なる．

参考文献

1）藤田恒太郎：歯の組織学．医歯薬出版，東京，1957．
2）福地芳則，戸田忠夫（共訳）：THE DENTAL PULP．医歯薬出版，東京，1971．
3）石川梧朗，秋芳正豊：口腔病理学Ⅰ．永末書店，京都，1978．
4）長坂信夫：乳歯歯髄炎の診断に関する研究．愛院大歯誌，6（1），1968．
5）大野和江：生理的歯根吸収に伴う乳歯歯髄の変化に関する組織学的研究．口病誌，33，1966．
6）黒須一夫，長坂信夫，桑原未代子：現代小児歯科学（基礎と臨床）．医歯薬出版，東京，1974．
7）山下　浩，黒須一夫：高速切削の乳歯歯髄に及ぼす影響について．歯理工誌，2．1961．
8）Arkövy：歯髄疾患及び歯髄診断（桧垣鱗三訳）．歯苑社，東京，1946．
9）Greth, H.：Diagnostik der Pulpaerkrankungen. Berlin, 1933.
10）Fish, E, W.：Surgical pathology of the mouth. Philadephia, 1951.
11）福島秀策ほか：乳歯歯髄炎の病理組織学研究．歯科学報，57，1957．
12）倉橋和啓ほか：乳歯歯髄炎の臨床診断並びに病理組織診断の比較に関する研究（抄）．口科誌，6，1957．
13）石橋ミヨ：乳歯歯髄疾患の臨床診断成績と病理組織診断成績との比較に関する研究．東京歯科大学病理学教室論文集，1，1957．
14）砂田今男：根管長の新しい測定法．口病誌，25，1950．
15）富田昭夫：電気抵抗による歯髄炎の鑑別診断の研究．口病誌，29，1962．
16）長坂信夫，長縄弘康，黒須一夫：乳歯象牙質の電気抵抗値に関する研究，1窩洞形成時における象牙質の厚径と電気抵抗値の関係．小児歯誌，7（1），1969．
17）天野秀昭，香西克之，信家弘士，長坂信夫：電気抵抗値による乳歯の厚径に関する研究．小児歯誌，21（3），1983．
18）松宮誠一ほか：口腔病理学図説．東京歯科大学，1955．
19）長坂信夫編：臨床小児歯科学．南山堂，東京，1990．
20）祖父江鎮雄，長坂信夫，中田　稔編：新小児歯科学．医歯薬出版，東京，2001．
21）長坂信夫：小児歯科アトラス．クインテッセンス出版，東京，2000．
22）長坂信夫：第二象牙質．小児歯科臨床，20(12)，2015．
23）中島正人，信家弘士，長坂信夫ほか：乳歯直接覆髄処置における臨床的およびX線学的経過観察．小児歯誌，27（3），1989．
24）砂田雅彦：乳歯歯髄炎の歯髄内血液像による鑑別診断に関する研究．小児歯誌，29（1），1990．

25）浦上景彦：血液像による3歳児の小児の乳歯歯髄炎の研究．口病誌，28，1978.
26）森尾善子，三宅雄次郎，砂田雅彦，長坂信夫：血液像からみた乳歯歯髄炎の波及に関する検討．広大歯誌(抄)，6(5)，1988.
27）中島正人，信家弘士，長坂信夫ほか：乳歯生活歯髄切断処置におけるX線学的経過観察－水酸化カルシウム系剤使用例について－．小児歯誌，26(3)，1988.
28）中島正人，信家弘士，三宅雄次郎，長坂信夫：乳歯歯髄切断処置におけるX線学的経過観察(FC系剤使用例について)．小児歯誌，27(2)，1988.
29）長坂信夫，日野美恵子，城所　繁：象牙質内部吸収に関する研究1．X線写真による観察．小児歯誌，12(1)，1974.
30）長坂信夫，城所　繁，佐々公人，渡辺英雄：象牙質内部吸収に関する研究(第2報)病理組織学的観察．小児歯誌，13(1)，1975.
31）信家弘士，三宅雄二郎，城所　繁，長坂信夫：水酸化カルシウム・ユージノール合剤の幼犬乳歯歯髄への影響について(初期の経過所見)．小児歯誌，27(4)，1989.
32）渡辺英雄，長坂信夫，黒須一夫ほか：乳歯の感染根管治療に関する研究．小児歯誌，5(1)，1967.
33）黒須一夫，村田格一，阿知波達二ほか：透明標本による乳歯歯髄腔の形態学的研究．小児歯誌，15(1)，1977.
34）黒須一夫，渡辺英雄，長坂信夫：乳歯の根管治療，日本歯科評論，1968.
35）福地芳則：歯根管治療の実際．医歯薬出版，東京，1963.
36）松村　祐：乳歯根管充填に関する実験的研究第1編　幼犬根管充填乳歯根吸収のX線的観察．愛院大歯誌，21(3)，1983.
37）松村　祐：乳歯根管充填に関する実験的研究第2編　幼犬根管充填乳歯根吸収の病理組織的観察．愛院大歯誌，21(3)，1983.
38）水谷隆弥：歯根未完成永久歯の抜髄根管充填に関する実験的病理学的研究．東歯大小児，1985.

＊乳歯の模式図の概形はクインテッセンス出版刊の「新・歯科衛生士教育マニュアル小児歯科学」を参考に作成．

索　引

ア
Apexification	95
Apexogenesis	94
IPC 法	87
アンダーフィリング	82

イ
一部性歯髄炎	22

ウ
齲蝕円錐	12
齲蝕症	12
齲蝕の進行状況	13

エ
FC 法	51
──の治癒経過	60
HY 剤配合カルボキシレートセメント	37
MTA セメント	39
壊疽性歯髄炎	22
永久歯髄炎の分類	23
エックス線検査	19, 25, 40, 58, 62
エナメル芽細胞	08
エナメル質	08

オ
オーバーフィリング	82
温度刺激	15
温度診	18, 25

カ
ガッタパーチャ系根管充填剤	80
加圧注入法	81
加圧による細菌の侵入	15
開放性齲蝕	25
開放性歯髄炎	10
過酸化水素水	39, 42, 44, 50
過剰充填	82
仮性露髄	20, 39
窩洞の深浅	14
過不足充填	82
間接覆髄法	36, 87
感染根管治療	75
──の予後	82

キ
急性化膿性歯髄炎	22, 25, 28
急性単純性歯髄炎	22, 25, 26
局所的診断	45

ク
クレオソート	34
クレンザー	53

ケ
ケミカルサージェリー	48, 50
血液像所見	44

コ
後継永久歯	82
根管充填後の予後	82
根管充填剤	80
根管充填法	81
根管治療	76
根尖部充填	82
根尖閉鎖術	92

サ
酸化亜鉛ユージノール系根管充填剤	80
酸化亜鉛ユージノールセメント	34
暫間的間接覆髄法	87

シ
CMCP	92
ジャストフィリング	82
次亜塩素酸ナトリウム	39
歯科治療時の刺激	12
歯根膜ポリープ	30
歯髄	08
──壊疽	22, 25, 31
──炎（経過，要因）	10
──炎の診断基準	24
──炎の分類	22
──除去療法	42
──切断時の注意	48
──切断法	43, 51
──搔爬術	42, 90
──鎮静法	34
──低位切断処置法	48
──電気診断器	21
──抜髄法	52
──保存療法	34
──ポリープ	30
歯痛	10
失活歯髄切断法	52
失活歯髄抜髄法	52
歯肉ポリープ	30
歯乳頭	08
自発痛	26, 28
修復象牙質	08, 12, 14

ス
水酸化カルシウム系根管充填剤	80
水酸化カルシウム製剤	36
──による経過	56
水酸化カルシウム法	43
──と FC 法の比較	60

INDEX

セ
生活歯髄切断法	43
──の治癒経過	56
生理的歯根吸収	08
切削による歯髄炎	15
全部性歯髄炎	22

ソ
象牙芽細胞	08, 12, 14
──の傷害	11
象牙質内部吸収	62
総合的診断	45
側枝	72
息肉	30

タ
第一次診断	45
第三象牙質	08
第二次診断	45
第二象牙質	08, 12, 28, 29, 37
打診	18, 25

チ
注射抜髄法	52
直接覆髄法	39, 89
──の予後	40

テ
デンティンブリッジ	66
電気診	20, 25
電気抵抗測定器	21
電気抵抗値	20, 25

ト
疼痛	26, 28, 29, 31

ナ
内部吸収	62
軟化象牙質の湿潤性	25

ニ
乳歯齲蝕の特異性	24
乳歯根の吸収	83
乳歯根の形態	70
乳歯側枝	73
乳歯の感染根管処置	75
乳歯の根管充填	80
乳歯の歯髄炎	10
──の診断基準	24
──の分類	22
乳歯の歯髄腔	72
乳歯の生活歯髄切断法	43
乳歯の抜髄処置	74

ハ
Buckley の処方	51
破骨（歯）細胞	64
抜髄法	52

ヒ
ビタペックス	93
ピンクスポット	62
庇蓋硬組織	66
病理組織診断	18

フ
Frank 法	92
フェノールカンフル	34
不顕性露髄	20, 39
不足充填	82
覆髄法	36, 86

ヘ
閉鎖性齲蝕	25
閉鎖性歯髄炎	10

ホ
ポリープ	30
ホルモクレゾール法	51
──の治癒経過	60

マ
慢性潰瘍性歯髄炎	22, 25, 29
慢性増殖性歯髄炎	22, 25, 30
慢性単純性歯髄炎	22, 25, 27

ヨ
ヨードホルム系根管充填剤	80
幼若永久歯の根管治療	92
幼若永久歯の根尖閉鎖術	92
幼若永久歯の歯髄処置	86

ラ
ラウンドバーによる歯髄切断	49
ラバーダム防湿の必要性	53

リ
リーマー	53
臨床診断	18
──基準	25

レ
レンツロ法	81

ロ
露髄	39, 89
ロングラウンドバー	48

【著者略歴】

長坂信夫（Nobuo Nagasaka）

1936年	奈良県に生まれる
1962年	大阪歯科大学卒業
1974年	愛知学院大学小児歯科助教授
1977年	岐阜歯科大学(現朝日大学)小児歯科教授
1979年	広島大学小児歯科教授
1994年	広島大学歯学部附属病院長
1997年	広島大学歯学部学部長
2000年	広島大学名誉教授
2000年	朝日大学副学長
2001年	朝日大学学長
2007年	朝日大学顧問

クインテッセンス出版の書籍・雑誌は，歯学書専用通販サイト『歯学書.COM』にてご購入いただけます．

PCからのアクセスは…
歯学書　検索

携帯電話からのアクセスは…
QRコードからモバイルサイトへ

小児のエンド
病理組織像からみた診断と治療のヒント

2016年11月10日　第1版第1刷発行

著　　者　長坂信夫（ながさかのぶお）

発　行　人　北峯康充

発　行　所　クインテッセンス出版株式会社
　　　　　　東京都文京区本郷3丁目2番6号　〒113-0033
　　　　　　クイントハウスビル　電話(03)5842-2270(代表)
　　　　　　　　　　　　　　　　　　(03)5842-2272(営業部)
　　　　　　　　　　　　　　　　　　(03)5842-2279(編集部)
　　　　　　web page address　http://www.quint-j.co.jp/

印刷・製本　サン美術印刷株式会社

Ⓒ2016　クインテッセンス出版株式会社
Printed in Japan
ISBN978-4-7812-0525-0　C3047

禁無断転載・複写
落丁本・乱丁本はお取り替えします
定価はカバーに表示してあります